新版 看護のコミュニケーション・センス

アクティブラーニングで 仲間とみがく

大森武子・矢口みどり［著］

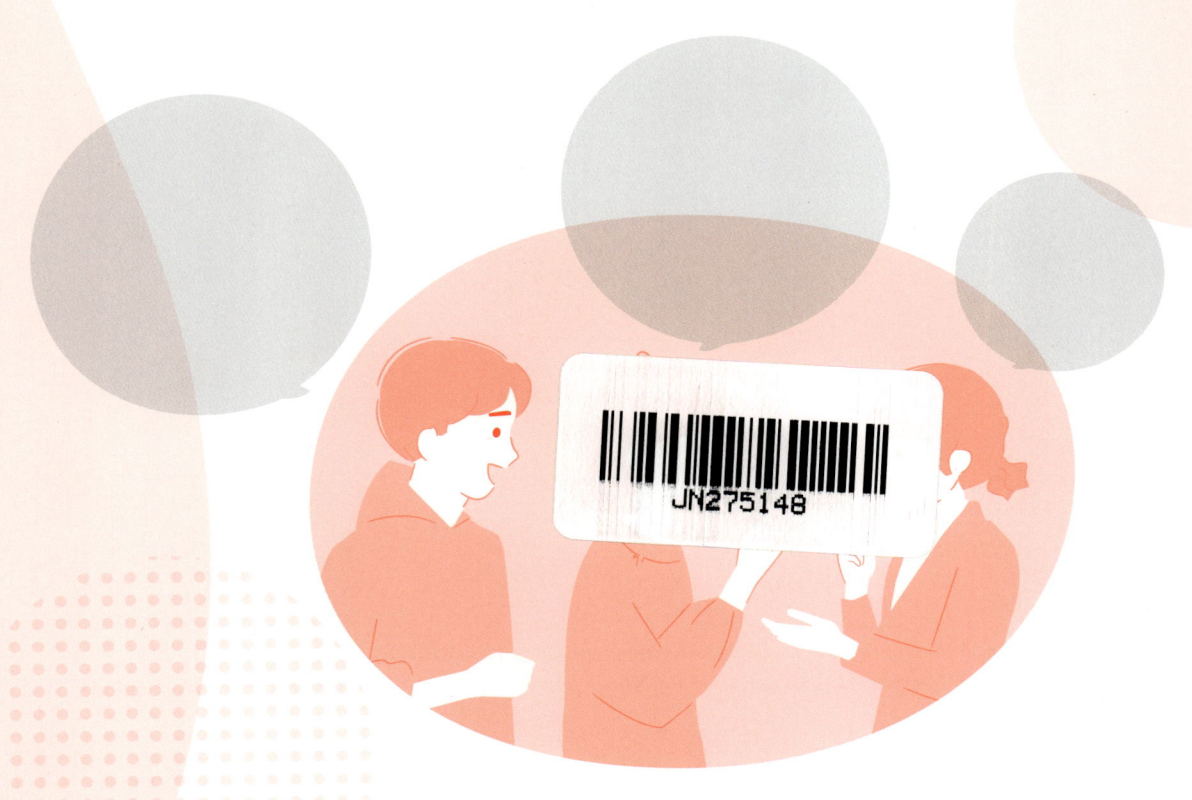

医歯薬出版株式会社

執筆者一覧

大森　武子（おおもり　たけこ）　東京女子医科大学看護短期大学名誉教授
矢口みどり（やぐち）　能力開発工学センター代表

This book is originally published in Japanese
under the title of :

SHINPAN KANGO-NO COMMUNICATION SENSE—ACTIVE-LEARNING DE NAKAMA-TO MIGAKU
(Improving Your Sense of Communication for Nursing with Your Peers by Active Learning: New Edition)

OMORI, Takeko
　　Emeritus Professor, Dean of Nursing,
　　Tokyo Women's Medical College, School of Nursing
YAGUCHI, Midori
　　Representative, Japan Ability Development Engineering Center

© 2003　1st ed.
© 2024　2nd ed.

ISHIYAKU PUBLISHERS, INC.
　　7-10, Honkomagome 1 chome, Bunkyo-ku,
　　Tokyo 113-8612, Japan

はじめに

　2003年にこの書の旧版（「仲間とみがく 看護のコミュニケーション・センス」）を書き上げてから，今年で20年になる．一般的な「教科書」とはかけ離れた構成のこの書が，このように長きにわたって看護教育の場で使っていただけるとは考えてもいなかった．

　今回，改訂のお話をいただいたとき，20年前のようなエネルギーはないので，とお断りしようと思ったのだが，「根本的な変更は不要．ただ，最新のキーワードを使った表現にしてほしい」というご要望だった．最新のキーワードというのは，「アクティブラーニング」「探究」「自己分析」「アサーティブ・コミュニケーション」といった，学習の新しい形や内容を意味するものである．この書は，当初からその視点で作られたものであるのに，それを言葉（キーワード）で表現していないので，20年前に作られた古いものと思われてしまうのが残念である，とのことであった．

　私たちが設計した学習の形をしっかり認めていただいていたのだと，たいへん嬉しくその言葉を聞いた．そして，そういうことならと心軽く乗り出したのであるが，作業が進むうちに，旧版では少し踏み出せなかったところ，もう少し丁寧にやりたかったところなどが気になって，次々と欲が出て思わぬ大きな改訂作業となってしまった．

● 20年の変化に

　改訂作業は，Ⅱ章，Ⅲ章の看護の場の事例の組み立てからスタートした．事例の内容が，現在の医療事情に適合しているかということが一番懸念されるからである．調べてみると，今では実施されていないという内容もあり，この20年の間の医療や看護の技術の進歩・変化の大きさを感じた．新版では，今後あまり変化しないであろうと思われる内容を選んで事例を作成した．

● 学習は，より自由に

　私たち学習設計者（教師も含んでいる）の役目は，学習する人に対して「行動の目標を示すことと」「いかに興味をもって行動できる場を用意するか」であると考えてきた．改訂版では，そこにもうひとつ，学習の自由度を高めるという試みを加えた．

　旧版では，Ⅰ章各項の終わりに「表現のセンスをみがく」というワークを1テーマずつ位置づけた．これら複数の「表現のセンス」の学習には，それほど順序性がない．そこで8つのテーマをまとめ，興味のあるテーマのどこからでも，自由に取り組めるように組み立てた．あるグループは「5W1H」から，他のグループは「目，表情，身体で表現」からというように……．Ⅰ章の各項の後に，1つないし2つずつテーマを選んで学習していってほしい．

　1，2項の内容が理解を深めることも多いので，学習が進んだ後で，もう一度やってみるのもよい．自分たちが主体となって，学習の順番を組み立ててほしい．

● より行動的に

　Ⅲ章は，旧版ではⅡ章と異なる事例（失敗事例）を用意して，紙面上で問題点を洗い出し修正するという学習としたが，改訂版では，Ⅱ章の事例を活用して台本を用意し，その内容を演じる新しい形のロールプレイとした．一度紙面上で分析した事例について，学習者がナース役・患者役を分担し実際に声や表情で表現して，具体的に行動して感じ取る学習活動である．事例の種類よりも，看護のコミュニケーション行動表現の全体像を，身体全体でつかむことを大事にしたいと考えたからである．行動表現していくことができるようにするための段階である．

Ⅳ章は，自分のコミュニケーション行動を自身で分析・修正し，もうひとりの自分をつくるという行動目標にせまる段階である．新版では，修正したい自分の行動の再編成のしかたを，Ⅰ～Ⅲ章における分析の方式である「2人の話し手（聞き手）の1回のやり取りを1単位として区切る方式」に変更した．積み上げてきた経験をより生かすためである．

● トライ＆エラー，そして修正

　この書は，講義のための書（つまり，内容を説明するのもの）ではなく，その内容を覚えるものでもない．「教えられたことをきちんと覚えその通りにやることが大事」「失敗は恥ずかしいこと，だから失敗しないようにする」という従来の学習観，そこから脱し，いろいろ行動してみて，失敗の中からこれではダメだということをつかみ，それを修正する．自分の力で，また仲間と力を合わせて，どのやりかたがよいのか発見していく．

　そうした学習観への転換の書になればうれしい．

● この書を企画し，支えてくださった方々へ

　この新版を仕上げるにあたっては，お二人の方に大きな力をいただいた．忙しい仕事の時間を割いて，看護現場からのリアルな視点で数々の助言をくださり，そして励ましてくださった岸川恵子さん（元東京女子医科大学病院看護師長）．そして，学習者に近い若者の立場からの意見と，編集者としての視点から，足りない要素や余計な部分を指摘してくださった医歯薬出版（株）第一出版部浦谷隆冬さん．予想以上の大きな改訂となった本書であるが，お二人のおかげで新しい学習のアイディアが生まれ，執筆のエネルギーが生まれた．

　そしてもうひとり，忘れられない人が吉田めぐみさん（当時医歯薬出版（株）第一出版部）．その「今までにないコミュニケーションの学習書を書いてください」という言葉から本書はスタートした．「これでは他の教科書と変わりません」と執筆内容に厳しい意見をいただき，その章を全面的に書き直したこともある．私たちにとって吉田さんは，この学習書の本質を共有してくださった，言わば同志のような存在である．

　三人の方に心よりの感謝を捧げたい．

2023年12月

大森　武子
矢口みどり

旧版の序（「仲間とみがく 看護のコミュニケーション・センス」）

　コミュニケーションは，人間が社会生活を営んでいくうえで，欠くことのできない基本であり，お互いに意思・感情・知識・考えなどを伝達し合い，理解し合っていくために必要な生活活動である．

　その必要なコミュニケーションが生活環境の変化により希薄となり，コミュニケーションがとれなかったり，人間としての深いかかわりの体験を味わうことも少なくなっているのが現状である．

　看護実践においては，患者から得られる情報が不可欠であり，患者の問題を見いだし，変化を的確にとらえることが重要である．それを左右するのはコミュニケーション能力である．

　著者らが本書に込めた思いはたくさんある．その中で一番重要と感じた二つを，タイトル「仲間とみがく看護のコミュニケーション・センス」に込めた．

　一つめは，よいコミュニケーションを生み出すその根元は，"コミュニケーション・センス"であるということである．センスというのは，ものごとの微妙な感じや意味を悟る働きのことである．感覚，気持ち，思慮，分別といった意味もある．

　コミュニケーションの場に臨んだとき，その瞬間瞬間に反応してその場にふさわしい行動を生み出していくのは，その場の雰囲気や相手の気持ちを感じとり受けとめる力であり，また言葉の背景を読みとり物事を判断する力，そして誠意をもって相手に向かう姿勢である．看護実践の場においては，日常のコミュニケーション以上にみがきぬかれたセンスが必要である．不安や緊張の中で患者（相手）自身がうまく伝えられない心身の状態や変化を的確にとらえ，患者のかかえる問題を汲みとらなければならない．そして患者（相手）の気持ちを受けとめた表現ができなければならない．

　つまり，コミュニケーションの学習で一番大切なのはそうしたセンスをみがくことであろうと考えるのである．言葉を使いこなす技術，話の展開の技術も，そうしたものと一体とならなければ意味がない．センスと技術とが一体になったもの，それが本当のコミュニケーションの力であり，著者らが主張する"コミュニケーション・センス"であるとした．

　二つめは，学習は社会的に成立するものだということである．「仲間とみがく」とした意味はそこにある．人の行動を見て気がつく，人に説明することによって自分の理解が深まる，人に指摘されてわかる．よい意味で刺激し合って意欲を高め，共に育っていくことが大切なのである．仲間と一緒にみがく意味は，コミュニケーションというものがそもそも一人で行うものではないからである．仲間と一緒に学習するということがすでにコミュニケーションの学習なのである．仲間が一人ひとりをみがき，一人ひとりが仲間をみがいていくのである．

　本書は，そうしたコミュニケーション・センスをみがくための学習書となることを念じて構成したものである．Ⅰでは，コミュニケーションの基本センスをみがく，Ⅱ以降は看護に焦点をあて，Ⅱ現実の場面から探る看護のコミュニケーション・センス，Ⅲ事例分析でコミュニケーション・センスをみがく，Ⅳ自分を振り返ってコミュニケーション・センスを高める，とした．なお，Ⅳのロールプレイとプロセスレコードについてはフリーコピーのワークシートを付したので，コミュニケーション・センスをみがくために大いに活用していただければ幸いである．

　コミュニケーション・センスをみがいて，コミュニケーション能力を高める学習ができるようにと作成した本書が，学生をはじめ各領域の看護実践の場の身近な教材として活用されることを願ってやまない．

2003年1月

大森　武子
大下　静香
矢口みどり

もくじ

行動してみがくコミュニケーション ……… 2
「知っている」と「できる」はちがう　2
行動能力は，その行動をすることによって身につく　2
新版 看護のコミュニケーション・センス（内容と構成）　4

I コミュニケーションの基本センスをみがく　7

1 展開・組み立ての基本センス　8

① 聴く　8
- ■「話す」と「聞く」とで構成される会話　8
- ■「聞く」があるから，「話す」が成立する　8
- コラム　コミュニケーション（communication）とは　9
- ●会話事例から考えてみよう 「聴く」ということについて　10
  - ✗ 失敗例　10
    - 事例1／事例2／事例3
  - ○ 成功例　11
    - 事例1／事例2／事例3
- ■「聴く」は表現する行動である　12
- ■聴く姿勢を表現する　13
- ●自分で演じて考えてみよう　聴く姿勢の表現　14
- コラム　学習の中でたくさん失敗し，修正する　15
- ●生活の中でのステップアップ　コミュニケーション・ノートを作ろう　15

② 話す　16
- ■相手が受け取ってくれなければ，話したことにならない　16
- ■話すための3つのポイント　16
- ●会話事例から考えてみよう 「話す」ということについて　18
  - ✗ 話が伝わらなかった例　18
    - 事例1／事例2／事例3／事例4／事例5
- ■話すための3つのポイントを実現するのは　観察力 と 表現力　20
- ●行動を通して考えてみよう　話しかける　21
- ●生活の中でのステップアップ　言葉チェック　23

③ **相手のメッセージを受けとめる** ……………………………………………… 24
- 言葉の背後にあるもの　24
- 会話事例から考えてみよう　気持ちを受けとめるとは，どういうことか　25
  - A群　25
    - 事例1／事例2／事例3／事例4
  - B群　26
    - 事例1／事例2／事例3／事例4
- 気持ちを受けとめることが，相手の心を開く　27
- 相手の心を受けとめるためのポイント　28
- 気持ちを受けとめる表現のしかたを考えてみよう　29

④ **1回1回の対応の積み重ねが会話の方向をつくる**
　　―読み取ることと表現すること― ……………………………………… 31
- お互いが，メッセージの送り手であると同時に受け手である　31
- 会話事例から考えてみよう　32
- 読み取りかた，表現のしかたが会話の展開を決める
  ―前ページの会話事例の分析から―　34
  - 読み取る力・表現する力をみがく方法は　35
- 読み取ってみよう，表現してみよう　36

2　相手を生かし，自分を生かす ―アサーティブ・コミュニケーション― 38

① **自分から出る** ………………………………………………………………… 38
- 自分から出る姿勢　38
  - 自分から出る度チェック　38
- 「自分から出る脳」をつくる　39
- 「自分から出る行動」を毎日行うための5つのアドバイス　40

② **自分を出す**―相手を受けとめつつ，いかに自分を主張するか― ……… 43
- 互いに認め合う　43
- 会話事例から考えてみよう　自分の気持ちや考えをどう主張するか　44
  - 事例1／事例2／事例3
- 相手の気持ちを受けとめる　46
- 自分の論理をもつ　47
- 「相手を受けとめつつ，自分を主張する姿勢」を支える人間観　48

- プラスメモ 本音を言うが傷つけない―反論・指摘・注意　48
- ▶ 相手の気持ちを受けとめる主張に変えてみよう　49
- ▶ 会話の展開を考えてみよう　50
- ▶ 言いにくいことをどう伝えるか―反論や問題点の指摘　52
- コラム 心の4つの窓（ジョハリの窓；Johari Window）　54

③ 相手を知り，相手を生かす　55

- ■ 簡単には「相手の身になる」ことはできない　55
- ■ どうしたら相手の身になれるか　56
    - 事例　人間ドック受診のすすめ
- ■ 相手を知り，相手を生かすコミュニケーション　58
- ■ コミュニケーションをレベルアップするための3つの要素　60
- ■ いろいろな質問のしかた　61
- ▶ 何をたずねますか，どうたずねますか？　62
- ▶ 生活の中でのステップアップ　64
- コラム 「たずねる」ということについて　65
- コラム コミュニケーションの構成要素　66

3 表現のセンスをみがく　67

表現のセンス　8つのポイント　67

言語的コミュニケーションと非言語的コミュニケーション　68

① 声，話しかた―大きさ，発音，話す速度，間の取りかた　69

② 目，表情，身体で表現―表情，視線，うなずき，位置，距離，姿勢　70
- ■ 鏡の前で研究しよう　70
- ■ 仲間と一緒に研究しよう　71

③ オープン・クエスチョン と クローズド・クエスチョン　72

④ 呼びかけ と あいづち　74
- プラスメモ すみません／ありがとう／ごめんなさい　74
- プラスメモ 合わせ技……あいづち ＋ 笑顔/うなずき/アイコンタクト　75
- コラム 「笑い」の効果　76

⑤ 5W1H―要素，順序，区切りかた　77
- ▶ 生活の中でのステップアップ　78

⑥ メール・チャット―文字だけのコミュニケーション　79

⑦ 敬語・丁寧語　80
- ■ 敬語の種類と表現のしかた　80

■ 敬語を使う対象と，使いかたの原則　81
練習　81
プラスメモ　あげる／してあげる　82

⑧ **仲間・仕事・世代と言葉**　83
コラム　コミュニケーションを阻害する因子　84

II 現実の場面から探る看護のコミュニケーション・センス　85

1 安全，そして安楽に看護ケアを行う　86

事例1　開腹手術後2日目．歩行の許可が出ているが，傷の痛みを気にして起きようとしない患者に，トイレまで歩行介助を行う場面（60代女性）　86

解説　88
1. 患者の身体の状態，気持ちを読み取り受けとめる姿勢の表現と，受けとめたことの表現　88
2. 患者の不安・疑問に対する，論理的で納得のいく説明　89
3. 看護ケアのイメージの伝達―全体像，段階ごとの行動のしかた　90

看護のコミュニケーションを生み出す構造　91

2 療養生活を組み立てるための情報の入手と伝達　92

事例1　胃腸炎後，回復期に食欲不振が続く患者に，食事量をたずねる（70代男性）　92

解説　94
1. 患者の表出するものから，患者の病態・心の状態をとらえる　94
2. 療養生活のしかたを組み立て直し，提案する　95

事例2　点滴注射をしている患者への体温・血圧・脈拍測定の場面（50代女性）　96
事例3　急な入院の案内（70代男性と妻）　97
事例4　ひとり暮らしの高齢者の退院指導（80代女性，膝骨折，1週間後退院予定）　97

解説　98
3. 状況・状態の変化に対応しつつ，探究的に情報を取る　98
4. 行動のしかたがイメージできるように伝える　99
5. 相手の自尊心，意思を大切にする　100
コラム　看護のコミュニケーションはここから始まる　101

3 患者の苦痛や不安を読み取り，受けとめる　　102

- 事例1　不眠を訴える患者，入院2日目（70代女性）　102
- 事例2　抗がん剤治療後，手術のために再入院．1週間後に手術予定の患者（60代男性）　103
- 事例3　バイク事故による受傷（頭部および全身打撲），入院当日（19歳男性）　104
- 事例4　娘の容体を心配する母親（娘20代，急性腎炎による入院後2週間）　105

解説　106

1. 患者のもつ苦痛・不安をとらえ受けとめる　106
2. 患者の苦痛や不安に具体的に対応する　108
    - プラスメモ　コミュニケーションのバックグラウンドを豊かに　108
3. 苦痛や病態についての情報を提供する　109

情報の取りかた・伝えかた　110

1. 患者の気持ちを推測し，苦痛や不安などを表出できるようにする　110
2. 苦痛や不安の内容，その程度・変化を具体的にとらえる　111

4 さまざまな環境，変化する状況に対応する　　113

- 事例1　大部屋にいる患者（左片麻痺）の部分清拭と寝巻の交換（80代女性）　113
- 事例2　洗髪予定の患者がうとうとしている場面（70代男性）　115
- 事例3　多人数の見舞い客が来たときの対応（20代女性／大腿骨骨折）　116

解説　117

1. 患者の療養環境をとらえて対応する　117
2. 患者の身体の状態や気持ちの変化をとらえて対応する　119
3. 患者の置かれた環境・場の状況をとらえて対応する　120

5 さまざまな患者に対応する　　121

- 事例1　長期入院患者への与薬場面①（6歳男児／小学生）　121
- 事例2　長期入院患者への与薬場面②（40代男性／自営業）　122
- 事例3　長期入院患者への与薬場面③（80代女性／耳が遠い）　122
- 事例4　障害のある患者への食事援助場面①（60代女性／左片麻痺）　123
- 事例5　障害のある患者への食事援助場面②（70代男性／視覚障害（失明））　123

解説　124

1. ライフステージという視点から，患者の特性をとらえる　124
2. 身体の障害（身体能力）という視点から，患者の特性をとらえる　125
3. 患者の特性をとらえるためのさまざまな視点　126

6 ナースコールに対応する ... 127

- 事例1　ナースコール1（点眼の介助の求め）　127
- 事例2　ナースコール2（大部屋からのコール）　127
- 事例3　ナースコール3（患者への連絡）　128
- 事例4　ナースコール4（患者からの連絡）　128
- 事例5　ナースコール5（家族からの連絡）　128

解説　129

1. 患者のニーズに応え，安心感を与える―ナースコールへの対応―　129
2. 患者との連絡手段としてのナースコール　130
3. 患者以外からのナースコール　130

ナースコールを使ってのコミュニケーション対応のポイント　131

練習　131

7 チームをつなぐ ... 132

チーム医療：自宅における緩和ケアの例 ... 133

ナース，主治医の連携はどのように行われたか（Y氏の事例）　134

コラム 言語，視覚，聴覚，認知に障害のある患者とのコミュニケーション　136

〈図解〉看護のコミュニケーション・センスはこうしてみがく ... 138

III 演技して探究する看護のコミュニケーション・センス　141

1 患者の疑似体験 ... 142

- A 動けない患者の一日を体験しよう　142
- B 患者の疑似体験をしよう　142
- C 生活援助を受ける患者の経験をしよう　143
- D 患者経験者にインタビューしてみよう　143

2 患者に寄り添い，患者の心を開く ... 144

患者に寄り添う姿勢とは ... 146

患者に必要なケアを行うためのコミュニケーション，その3つの要素 …… 148
  プラスメモ 傾聴　149

3 演技して探究する —台本型ロールプレイ— …… 150

実施のしかた …… 151
 台本　抗がん剤治療後，手術のために再入院．1週間後に手術予定の患者（60代男性）　151
 台本型ロールプレイ：チェックシート（記入例）　152

台本型ロールプレイをやってみよう …… 154
 台本1　トイレまで歩行介助をする事例（II章-1　事例1-B）　154
 台本2　子宮筋腫の手術を翌日に控え，不安を訴える患者に対応する事例　155
 台本型ロールプレイ：チェックシート　156
 ロールプレイの経験を生かすために　158

IV 自分を振り返ってコミュニケーション・センスを高める …… 159

もうひとりの自分による，自分の行動の分析と修正 …… 160
 行動の自己分析の例A　161
 行動の自己分析の例B　162
 解説　行動記録の自己分析　164
 参考　脱主観，脱感情の"リフレクション"　164

新版 看護の
コミュニケーション・センス
アクティブラーニングで 仲間とみがく

行動してみがくコミュニケーション

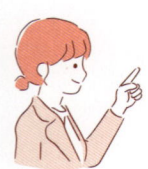
「知っている」と「できる」はちがう

　コミュニケーションは，言葉や表情・しぐさなどのさまざまな表現を介して，互いの心のうちを理解し合うという行動である．

　その行動は，言葉や表情などの表現の背後にある相手の心のうちを読み取る能力や，引き出す能力，そして読み取り引き出した相手の心のうちを受けとめ理解する能力，またそれに応じて自分の思っていること考えていることを表現する能力など，さまざまな行動能力が複合して成立している．

　しかし，コミュニケーションがそういう能力であるということを知っても，それでコミュニケーションができるようにはならない．相手の心を受けとめ理解する能力が必要だということを知っても，それで相手の心を受けとめ理解できるようにはならないのである．

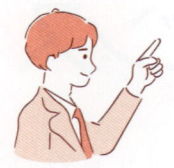
行動能力は，その行動をすることによって身につく

　行動するということ，それが私たち人間の学習のしかたの原則である．

　人間の行動はすべて脳が働いて生み出すものである．ごく一部の本能（DNAに組み込まれたもの）を除いて，脳は，その働きかたを行動することによって獲得する．脳は行動したときに働いた神経回路への信号の伝わりかたを行動のしかたの記憶として蓄積していく．どの神経回路にどう伝わるかは，個々の行動によって一つひとつ異なる．つまり「実際に行動したことが記憶として残る，できるようになる」ということである．

　たとえば，あなたが箸を使えるようになったのは，あなたが他の人の箸の持ちかた動かしかたを見て，それをまね，実際に箸を動かし，それをあなたを育てた周りの大人たちが根気よく持ちかた動かしかたを直し，あなたがそれに応えて自分の行動を修正するということを積み重ねたからである．また，計算ができるようになったのは，教師がやって見せた例をまねて，あなたが自分の頭の中やノートの上などで計算行動をし，正しくできるまで自分の行動を修正するということを積み重ねたからなのである．

　その行動をし，その行動の結果と目標とを比べ，自分の行動を修正していく．そういう行動を積み重ねることで，きちんと行動するための回路が脳の中につくられていくのである．

　つまり，**コミュニケーションをみがく方法は，コミュニケーション行動をすること**なのである．

　目標の行動をイメージし，それに向かってトライし，失敗したらどこに問題があったかを検討し修正する．それを積み重ねていく，ということである．

コミュニケーションは,日常生活の中でみがく

無人島で生活していない限り,日常生活の中でコミュニケーションをするチャンスはかなり存在する.コミュニケーション能力をみがくのに,それを使わない手はない.

脳はよいことも悪いことも行動したことはすべてその中に蓄積していく.もし日常のコミュニケーションをよい方向に向けて積み重ねていけば,反対方向に積み重ねていくのに比べ,1年後にはかなりの差がつくことになる.

もうひとりの自分をつくる

自分のコミュニケーション行動を見つめ,修正していくもうひとりの自分をつくろう.

箸の持ちかたや,計算のしかたは,両親や教師など,まわりの大人たちが目標を提示し,あなたの行動を見てどう修正するか具体的に手をとって教えてくれた.

しかし,毎日行っているコミュニケーションについて,一つひとつ問題点を指摘し,どう直すかを指示してくれる人はいない.修正していくのは,自分自身なのである.

その修正のための,

自分自身の行動を見る視点(みがくポイント)

自分自身の行動を見直し,修正する習慣

をつくるのが,この本での学習であり,もうひとりの自分は学習の相棒である.

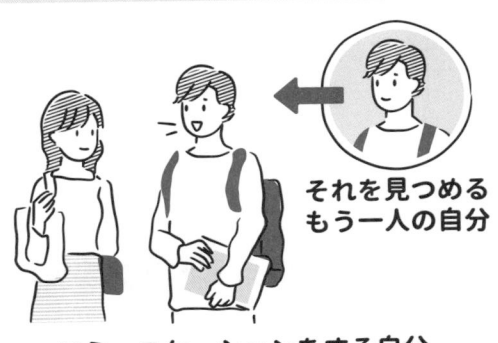

まず,みがくポイントの分析・整理・練習

p.4はコミュニケーション行動のみがきかたの計画表,つまりこの本の内容構成である.

複合したさまざまな行動能力を,基礎的なものから複合したものへと段階的に積み上げていくようになっている.

それぞれの章では,基本的に次のように学習を進める.

会話事例の分析 → **練習問題**

会話事例の分析で,行動をみがくポイントを抽出し整理する.そして,その視点をもって練習問題にトライする.

これらの学習行動で,コミュニケーションをみがくポイント,自分自身の行動,相手の行動を客観的にみる姿勢をつくる.

練習は,会話事例の中の言葉の言い直しや,相手の言葉への対応.学習者同士での短い会話など.

そして,生活の中での実践

一日に1回でも2回でも,この本での学習でとらえたポイントを意識して行動する.また,自分の行動を見直してみる.どう修正したらよいかを考えてみる.はじめは大変かもしれないが,やり続けていれば,そのうちにだんだん行動の習慣がついてくる.脳が行動のしかたを学習するのである.

あなたの脳は,あなたが思っているよりずっと優秀である.もっと活躍の場を与えよう.

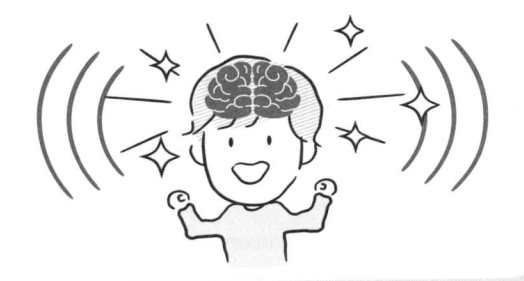

新版 看護のコミュニケーション・センス（内容と構成）

I コミュニケーションの基本センスをみがく

1．展開・組み立ての基本センス	聴く
	話す
	相手のメッセージを受けとめる
	1回1回の対応の積み重ねが会話の方向をつくる

3．表現のセンスをみがく Iの学習の間のいつでも ①〜⑧のどこからでも，何度でも
①声，話しかた
②目，表情，身体で表現
③オープン・クエスチョンとクローズド・クエスチョン
④呼びかけ と あいづち
⑤5W1H
⑥メール・チャット
⑦敬語・丁寧語
⑧仲間・仕事・世代と言葉

2．相手を生かし，自分を生かす	自分から出る
	自分を出す
	相手を知り，相手を生かす

II 現実の場面から探る看護のコミュニケーション・センス

1．安全，そして安楽に看護ケアを行う
2．療養生活を組み立てるための情報の入手と伝達
3．患者の苦痛や不安を読み取り，受けとめる
4．さまざまな環境，変化する状況に対応する
5．さまざまな患者に対応する
6．ナースコールに対応する
7．チームをつなぐ
〈図解〉看護のコミュニケーション・センスは，こうしてみがく

III 演技して探究する看護のコミュニケーション・センス

1．患者の疑似体験
2．患者に寄り添い，患者の心を開く
3．演技して探究する ―台本型ロールプレイー

IV 自分を振り返ってコミュニケーション・センスを高める

もうひとりの自分による，自分の行動の分析と修正

目標は
コミュニケーション・センス

　コミュニケーション能力とは，場に応じて行動する力である．その場の雰囲気や相手の気持ちを読み取る力，さまざまなものに対する関心や感じる力や相手に対する誠意ある姿勢，そうしたものを土台として瞬間瞬間に生み出していく能力である．自分の感性・感覚や相手に対応する姿勢をみがき，単に話しかた・聴きかたということでなく，技術と一体化した反応力"コミュニケーション・センス"，それがこの学習の目標である．

アクティブに

　文章を読んで覚えてみても，それは行動する力とはならない．失敗を恐れず行動すること．あなたがどれだけアクティブに学習できるかが，この学習における最も重要なポイントである．失敗もあり，成功もある．その中であなたが経験し感じ取ったことすべてが糧となる．

仲間を見つけて

　この学習は，できれば3人以上の仲間でやるのが望ましい．単におしゃべりをし合う相手ということではなく，一緒にコミュニケーションをみがき合う仲間である．各章での課題について一緒に分析し，練習し，意見を言い合う学習仲間である．仲間とともに学習するということは，自分の都合だけ，自分の考えだけで学習を進ませられないということである．そのこと自体が既にコミュニケーションの学習である．

　はじめから卒直に話し合える仲間に巡り合えれば，学習は楽しく効果的に進むだろう．ちょっと気が合わないという場合は，この学習を通じてお互いの気持ちを伝え合い，受けとめ合い，よい仲間となれるよう頑張ろう．

ラウンド思考で

　ラウンドというのは巡回，ぐるっと一回りするという意味である．ぐるっと一回りすると全体が見える．全体が見えると部分の意味もはっきりする．
　コミュニケーションは，数学の問題のように一つひとつきちんとできていないと，次が解けないというようなものではない．一つひとつの要素が完璧にできていないからといって，そのことにこだわりすぎないようにしよう．だいたいポイントがつかめて行動できるようになったら，ひとまず先へ進む．先へ進んで全体が見えるようになったら，自分の弱い部分を，もう一度きたえる，というように学習しよう．

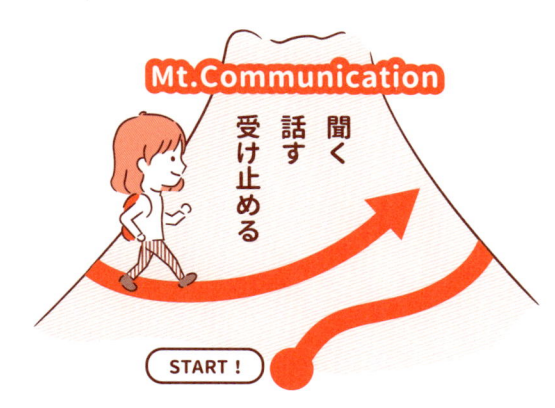

さあ，始めよう
主体的に！　アクティブに！

I コミュニケーションの基本センスをみがく

　コミュニケーション能力は，知っていれば・覚えていればできるというような性質の能力ではない．場に応じて行動する力，目の前の相手や目の前の状況に応じて生み出すことができる力でなくてはならない．
　行動力として身につけるには，その行動を体験し，積み上げることが必要である．それが脳の学習のしかただからである．
　この章では，コミュニケーションを展開するための基本的な行動センスを，下の目次に示したような要素の複合であるととらえ，それぞれの意味をつかみ取り，感じ取るためにさまざまな行動の場・研究の場（会話事例の分析，演技，表現練習など）を用意した．
　そうした場を積極的に使い，実際に行動する中で，コミュニケーションの基本的行動センスを感じ取り，つかんでいってほしい．
　学習の流れとしては，1，2は順番に進め，3は1，2の学習の区切りのよいところに，内容の区切りごとに少しずつ入れていただくとよい．

---

1. 展開・組み立ての基本センス
　① 聴　く ……………………… 8
　② 話　す ……………………… 16
　③ 相手のメッセージを受けとめる …… 24
　④ 1回1回の対応の積み重ねが
　　　会話の方向をつくる ………… 31

2. 相手を生かし，自分を生かす
　　　－アサーティブ・コミュニケーション－
　① 自分から出る ……………… 38
　② 自分を出す ………………… 43
　③ 相手を知り，相手を生かす …… 55

3. 表現のセンスをみがく
　　表現のセンス　8つのポイント …… 67

1 展開・組み立ての基本センス ①

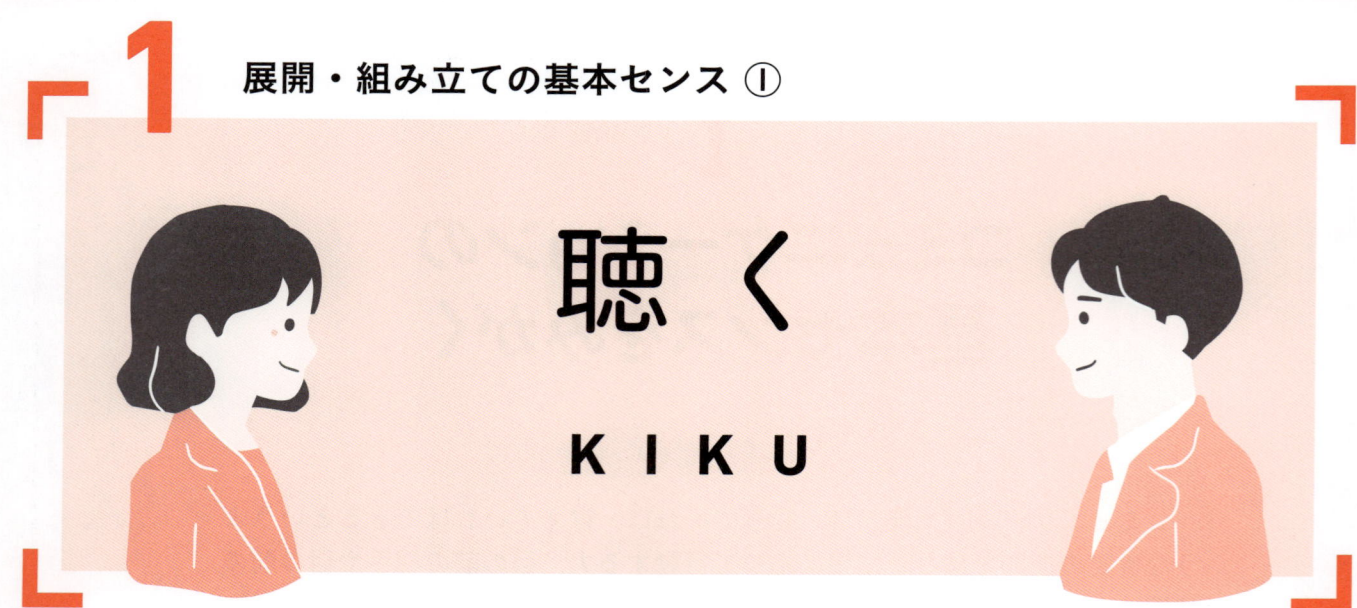

聴く
KIKU

◾ 「話す」と「聞く」とで構成される会話

　会話は，「話す」という行動と「聞く」という行動から成り立っている．
　自分が話したことに対し，それを聞いた相手が応じて話す．そして相手が話したことに対して，それを聞いた自分がまた対応して話す．その連続が会話である．

◾ 「聞く」があるから，「話す」が成立する

　たいていの人は，会話をしているときに，相手に「ねえ，聞いてる？」と尋ねた経験があるだろう．また，逆に，相手から「聞いてる？」と聞かれた経験もあるだろう．「聞いてる？」というのは，相手が自分の話を聞いていないのではないかという，疑いの表現である．双方向のコミュニケーションが順調に展開していない，もしくは，相手がそう感じている状態を示している言葉である．「この人は，私の話をちゃんと聞いていない」，そう感じると話し手は，相手に対して話し続けることができなくなってしまうのである．

　「話す」という行動は，話し手が相手に対して，自分の心のうちや知ってもらいたいこと，一緒に考えてもらいたいことなどを伝えるための行動である．相手に確実に伝えるために，相手には自分の話をちゃんと聞いてもらいたいのである．

> **コラム** コミュニケーション（communication）とは
>
> 　人間は社会の中で他者とのかかわりをもって生活している．人間関係の成立のベースとなるものがコミュニケーションである．人と人との間において，考えや感情，態度，行動などを伝達し合うことがコミュニケーションであるといえる．
>
> 　コミュニケーションの語源は，「伝える，分かち合う，あるいは共有する」という意味のラテン語，communicareからきた言葉とされている．
>
> 　米国のウェブスター辞典では，「話すこと，しぐさ，書くことなどによって，情報や信号やメッセージを与えること，あるいは与えたり受けとったりすること」とあり，コミュニケーションは知覚や感情，意志などのメッセージを言語，文字，身振りなど各種の媒介によって，送り手から受け手に伝達されることによって成立する．
>
> 　送り手がメッセージを伝達し，受け手がそのメッセージに返答し，両者のメッセージの伝達が繰り返される．メッセージの伝達は相互に作用し，コミュニケーションとは，こうした交流によってメッセージ内容を理解し合うことにある．
>
> 　人間は，かかわりの中で生きる存在であり，それは「人間」という言葉にも象徴的に示されている．コミュニケーションは，社会生活を営む人同士の間で行われ，それによって人間生活が営まれて，人間関係がつくられ，そのネットワークで家庭や社会生活が営まれている．

　「きく」という行動は，漢字では「聞く」とか「聴く」と表記される．どちらも音では「KIKU」であるが，その文字の意味している行動は少し違う．

> 聞く：音が耳に入る，きこえる，きいて知る
>
> 聴く：耳をそばだててきく，注意してきく，詳しくきく

　受け身的に漫然ときくのが「聞く」，一所懸命に耳をすませてきくのが「聴く」ということである．
　コミュニケーションにおいて，話を「きく」のは，相手の心のうちや，相手が伝えたいと思っていることをとらえるためのものである．したがって，

> コミュニケーションにおける「きく」は，「聴く」でなければならない．

　では，相手の話を「聴く」というのは，どういう行動なのだろうか．
　具体的な会話の事例から考えてみよう．
　事例は，コミュニケーションに失敗した例と，成功した例とが示してある．
　なぜ失敗したのか，なぜ成功したのか，その原因はどこにあるのか分析してみよう．

会話事例から考えてみよう 「聴く」ということについて

会話事例は，同じ状況における失敗の例と成功の例を示してある．

失敗例では，話し手はどこで「聴いてくれていない」と感じたのか．成功例では，どこで「聴いてくれている」と感じたのか，それぞれに線を引いてみよう．そのときの話し手の気持ちを推測し，「聴く」というのはどういう行動なのかを，考えてみよう．仲間で学習している人は，役割分担して声に出して読んでみよう．

✗ 失敗例

事例1

娘：ママ，わたし，
　　エリちゃんとケンカしちゃったの．
母：(編み物を続けながら)
　　ふーん．
娘：あのね，エリちゃんたらわたしのことぶったの．
　　ねえ，ママ聞いてる？
母：(編み目を数えながら)
　　はい，聞いてますよ．

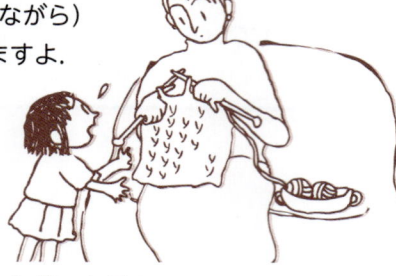

娘：だから，わたしもぶったの．
　　そしたら，エリちゃん泣いて帰っちゃったの．
母：……
娘：ねえ，ママ．聞いてってば．
母：はいはい，ちゃーんと聞いてますよ．
　　ケンカの話でしょ．早く仲直りするのよ．
　　ほら，もう3時だから，早くおやつ食べなさい．
娘　わたし，おやつなんか，いらない．
　　(怒って去る)
母：(編み物から目を上げて)
　　あら，どうしたの？　珍しいわね．

事例2

妻：(ごろ寝をしている夫に)
　　あなた起きてる？　夏の旅行の相談をしたいんだけど，今いいかしら．
夫：(目をつぶったまま)
　　ああ，いいよ．
妻：夏の旅行，去年は山だったじゃない？
　　だからわたし，今年は海に行きたいの．
夫：……
妻：あなたはどっちがいい？
夫：……
妻：ねえ，どっち．海なの，山なの？
夫：……
妻：ねえ，聞いてるの？
夫：聞いてるさ．
妻：じゃあ，どうして返事しないのよ．
夫：考えてたんだよ．海か山かって，そうすぐには
　　返事できないよ．
妻：うそ，寝てたんでしょ．
夫：寝てないよ．疑い深いな．
妻：だって……．

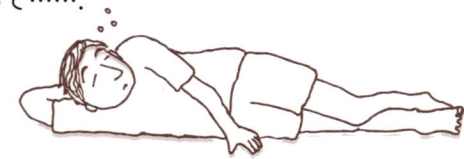

事例3

子：(帰宅したばかりの父親に)
　　ねえパパ，僕ねえ，今日学校でスピーチしたんだよ．
父：ふーん．そうかい．あ，そうそう，ママ，
　　(台所にいる妻に話しかける)
　　今日，会社でね，おもしろいことがあったんだよ．
子：(不機嫌そうに席を立つ)
父：おい，おまえも聞けよ．おもしろい話なんだぜ．
子：別にいいよ．僕，宿題するから．

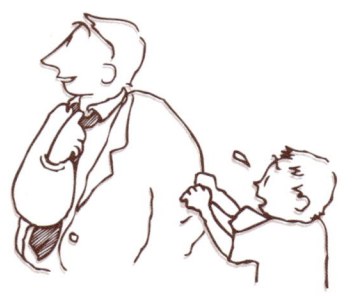

○ 成 功 例

事例 1

娘：ママ，わたし，エリちゃんとケンカしちゃったの．
母：まあ，エリちゃんと？
　　（編み物の手を止め，娘を隣に座らせ顔を見る）
娘：うん，エリちゃんたらわたしのことぶったの．
母：あらあら．
娘：だから，わたしもぶったの．そしたら，エリちゃん泣いて帰っちゃった．
母：そう，それで？
娘：でも，わたし絶対にいじめてないよ．ぶち返しただけだよ．ねえ，ママ，どうしたらいい？
母：そうね，どうしたらいいかしらね．
　　おやつ食べながら，一緒に考えましょう．
娘：うん．

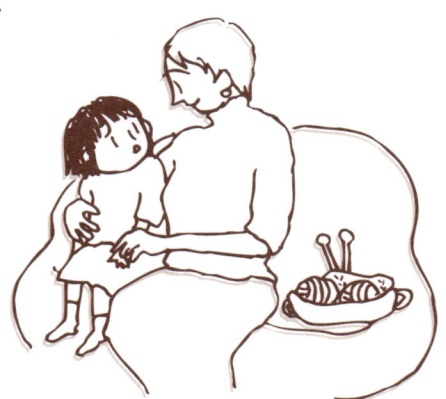

事例 2

妻：（ごろ寝をしている夫に）
　　あなた起きてる？　夏の旅行の相談をしたいんだけど，今いいかしら．
夫：ああ，いいよ．
　　（起きあがって，妻の方を向く）
妻：夏の旅行，去年は山だったじゃない？
　　だからわたし，今年は海に行きたいの．あなたはどっちがいい？
夫：そうだなあ．
　　（腕を組み，首をひねる）
妻：どっちでもいいなら，海にしてもらいたいなあ．
　　去年はあなたの希望で山にしたんだから，今年はわたしの番．
夫：ああ，いいよ．
　　（笑顔で）
妻：じゃあ，決まり．今年は海よ．
　　どこがいいかしらねえ．
夫：思い切って遠くへ行ってみるか．
妻：遠くって，沖縄とかグアムとか？
夫：グアムか．
　　それもいいな．
　　山本のところでも
　　誘って行こうか．
妻：本当？　すてき！！

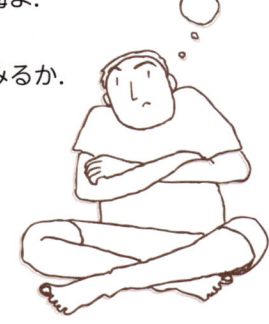

事例 3

子：（帰宅したばかりの父親に）
　　ねえパパ，僕ねえ，今日学校でスピーチしたんだよ．
父：（息子の顔を見て）ほう，すごいな．
子：順番で毎日3人ずつやるんだ．今日は僕の番だったんだ．
父：そうかそうか．それで，何の話をしたんだい？
子：この間の日曜日にさ，パパと公園で見つけた子犬のことだよ．
父：ああ，あの子犬のことか．
子：うん，まず見つけたときのこと話したの．
　　泥だらけでケガしてたってこと．
父：それから？
子：みんなも「それから？」って聞いたよ．だから，家に連れて帰って，パパと一緒にお風呂に入れてやったこと話したの．
父：ああ，あれは大変だったなあ．
子：うん，僕もパパもびしょびしょになっちゃったね．
　　（笑い合う．いつまでも続く会話）

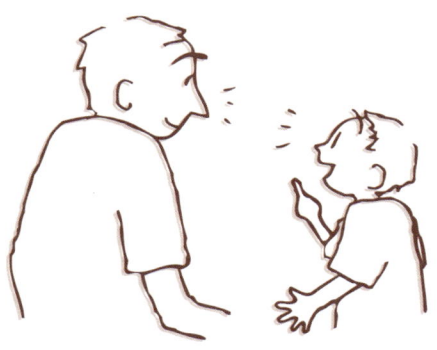

「聴く」は表現する行動である

　前ページの会話事例の失敗例は，話し手に「聴いてくれていない」という印象を与えてしまった例，成功例は，話し手の訴えをうまく聴き取った例である．両者を分けたのは，「いかに聴く姿勢を示したか」ということだ．
　まず，失敗例の聞き手たちを見てみよう．
　事例1の母親は編み物の手を休めなかった．そのため，娘は母親の気持ちが自分の話より編み物に向かっていると感じたのである．「聞いてますよ」の言葉より，母親の態度のほうが表現するものが大きかったのである．
　事例2の夫は，妻の問いに無言の状態を繰り返した．しかも目を閉じたまま．真剣に聴き考えていたつもりでも，そのことを表現しなかったために妻には伝わらなかったのである．
　事例3の父親は，息子に一言返事をしたのみで，次の瞬間には妻に対して自分の話を展開してしまった．それは，息子に「君の話はもう聴かない」という姿勢を表現したことになる．
　いずれも，話し手に対して「あなたの話を聴いている」という姿勢を伝えることができていない．

　一方，成功例の聞き手たちはそれぞれ，話し手に対して「聴いている」ことをさまざまな形で表現している．
　事例1の母親は，編み物を中断し娘を隣に座らせ，視線を合わせる．事例2では，まず夫は起きあがり，妻の方に向く．これらは，「全面的にあなたの訴えを聴きますよ」という姿勢の表現である．そして，すべての事例で，聞き手は話し手の問いかけや説明の言葉に返事をし，「あらあら」「すごいな」と感情を込めてあいづちを打ち，「それで？」「何の話？」と内容に対する質問をしている．こうした聞き手の言葉や表情，態度に，話し手たちは自分の話を聴く姿勢を感じ取り，話を続け，心のうちを表現することや訴えることができたのである．
　「話す」というのは，自分の心のうちを伝えるための行動である．言葉を使って，自分の気持ちや考えていることを表現し，相手に伝えるのである．「聴く」は，その相手が表現した心のうちを受け取る行動であるが，それは単に耳で聴くという行動ではない．聞き手が自分ひとりで承知して，真剣に聴いていればよいというものではなく，聴いているということが話し手に伝わらなくてはならない．聞き手は，話し手に対して「あなたの話を聴いている」というメッセージを送る必要がある．その意味で，「聴く」もまた表現する行動なのである．

> 「聴く」という行動は，相手の話を耳で聴き，
> 聴いているということ，もしくは聴く意思があるという姿勢を
> 相手にわかるように表現することである．

聴く姿勢を表現する

　聴く姿勢は，どのように表現したら相手に伝わるのだろうか．
　失敗例の事例1，2の聞き手たちは，何回も「聴いている」と言ったにもかかわらず，相手には聴く姿勢があるとは受け取られなかった．
　聴く姿勢の表現は，必ずしも言葉（言語的表現）ではない．
　相手に「あなたの話を聞いている」ことを伝える具体的な表現のしかたを研究しよう．

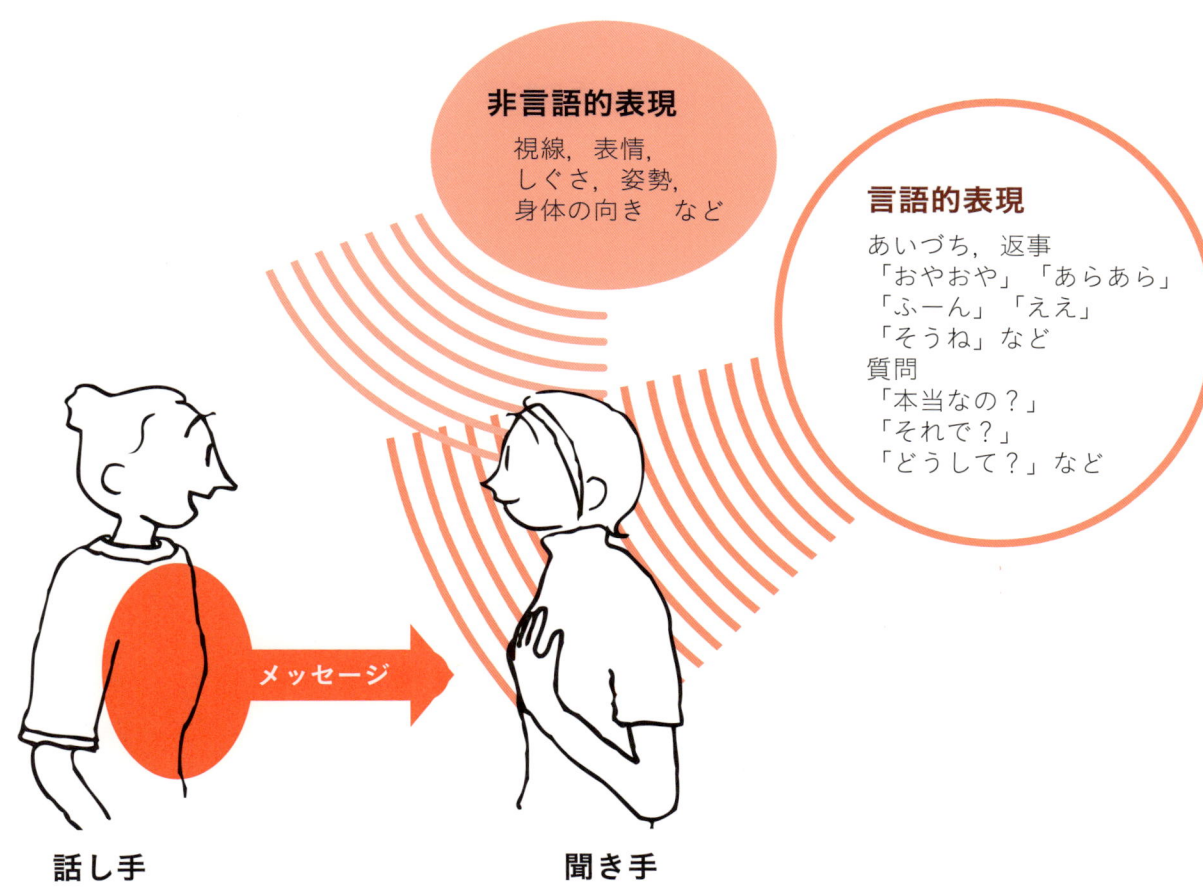

自分で演じて考えてみよう　聴く姿勢の表現

読書中に話しかけられる場面．交代で，話し手・聞き手を演じて，その結果について話し合おう．
聞き手役は，①，②，③の対応のしかたを考え，演じよう．
（下表a～jの言語的表現・非言語的表現の種類を組み合わせて，表現のしかたを工夫してみよう）
話し手役は，聞き手の対応のしかたの印象をチェックしよう．

話し手の言葉	聞き手の対応	聞き手の対応への印象
ねえ，聞いてよ	①	
アカリのことなんだけど，私，頭にきちゃった	②	
急いで来てっていうから，仕事後回しにして行ったのに，「急用できたらまたね」だって．どう思う？	③	

①～③にあてはまる行動の種類

		1	2
言語的表現	a	相手の問いに返事をする	しない
	b	あいづちを打つ	打たない
	c	質問をする	しない
	d	話を促す	促さない
非言語的表現	e	それまでやっていたことをやめる	やめない
	f	相手と視点を合わせる	合わせない
	g	相手の方に身体を向ける	向けない
	h	うなずいたり，首をかしげたりする	しない
	i	話す内容に応じて，感情を表現にあらわす	あらわさない
	j	その他，思いつくことはなんでも	

> **コラム** 学習の中でたくさん失敗し，修正する

　「コミュニケーションは苦手」と思っている人が多い．克服のためのポイントは何か．
　失敗するのがいやだからやらない，ということがないか．それが成長の最大の妨げである．
　やらなければ，たしかに失敗はしない．しかし，できるようにもならないのである．
　人は失敗を修正していくことで，できるようになっていく．幼いころからこれまでの間に，いろいろなことができるようになってきた過程を思い出してみよう．たいていのことは，何回も練習して，やりかたを工夫してできるようになってきたはずだ．それは，コミュニケーションにおいても同じである．相手のあることだから，自分ひとりで練習すればよい自転車や算数などより難しいのは当たり前である．はじめからうまくいくことなどないのだ．
　参考になる失敗のとらえかたがある．
　「私は失敗したことがない．ただ1万通りのうまくいかない方法を見つけただけだ」
　エジソンの言葉である．彼は，この考えかたで発明王となった．
　失敗は恥でもないし終わりでもない．失敗の中にこそ成功のカギがある．そのやりかたではだめだということがわかったのである．次は少しやりかたを変えてみる．その積み重ねにより，成功に近づいていくのだ．チャレンジする姿勢，失敗を修正する姿勢を身につけることこそが，上達への道，成功への道だということである．
　学習というのは思い切って失敗ができる場である．試行錯誤ができる場である．
　相手の言葉をいかに受けとめ，自分の思いをいかに伝えるか，たくさん試行錯誤していこう．

生活の中でのステップアップ

コミュニケーション・ノートを作ろう

　コミュニケーション・センスをみがくには，日々の生活の中の自分の行動を自覚的にとらえ，修正していくことが必要で不可欠である．

　コミュニケーション・ノートを作り，日々のコミュニケーションについて，失敗と思ったこと，疑問に思ったことを記録しておこう．もちろんうまくいったことも．

　書いてみると問題がはっきりする．疑問が残ったものは，学習を進めていくうちに視点がだんだんはっきりするので，その段階で見直してみよう．

○月×日　カスミの忠告

友人：アヤコ，また部活の練習サボって．もう3回目だよ．
私　：サボったんじゃないよ．急用があったの．
友人：なら，連絡ぐらいしなさいよ．
私　：スマホ充電切れだったのよ．
友人：スマホの充電は毎日チェックしなよ．きちんと連絡するのは社会人としてのマナーだよ．
私　：えらそうに言わないでよ．
友人：アヤコのこと，心配してるんだってば．
私　：余計なおせっかい．
友人：そんな言いかたすると，友だち無くすよ．
私　：そんなことでなくなる友だちなんかいらない．じゃあね．

＊サボったと決めつけられたので，つい反発．でもカスミの言うとおりだ．明日，謝る！

1 展開・組み立ての基本センス ②

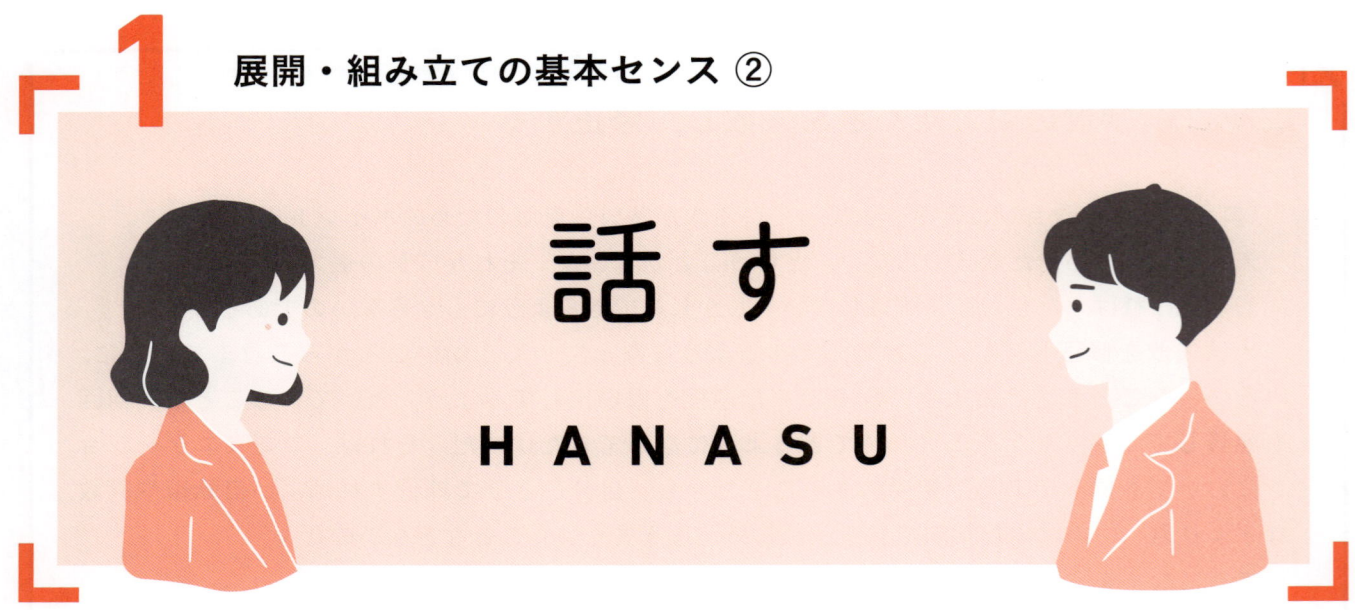

話す
HANASU

■ 相手が受け取ってくれなければ，話したことにならない

　コミュニケーションにおける「話す」という行動は，「聴く」に相対する行動である．目の前の相手に自分のメッセージ（気持ち，考えや経験）を伝えるための行動であり，「聴く」がそうであったように，それは話し手が一方的に話せばよいというものではない．自分が話したこと（メッセージ）を相手が受け取ってくれなければ，それは独り言と同じことで，相手に話したことにはならないのである．

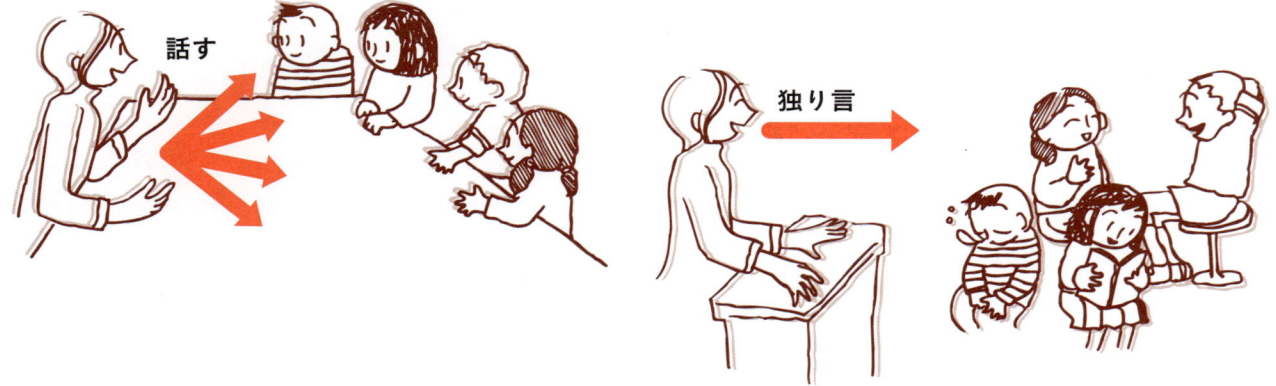

■ 話すための3つのポイント

　では，聞き手がちゃんと話し手のメッセージを受け取るようにするためには，話し手はどんなことに気をつけなければならないだろうか．
　まず，キャッチボールを例にして考えてみよう．コミュニケーションはよく「言葉のキャッチボール」といわれる．ボールのやりとりが言葉のやりとりによく似ているからである．キャッチボールにおける投げかたのポイントは，相手が取れるように投げるということで，これは「話す」という行動を考える視点とすることができる．

キャッチボールでは，相手がボールを受け取れるように，投げ手は次のようなことに気をつける．

①相手はちゃんとボールを見ているか
　受ける姿勢になっているか
　まわりにじゃまはないか
　（条件が整っていなければ，整えて
　から投げる）

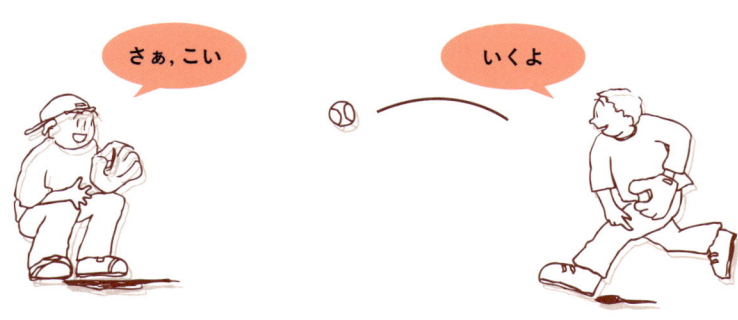

② しっかり受け取ったか
　（落としたり，後逸したりしたら，
　ちゃんと拾うのを確かめる）

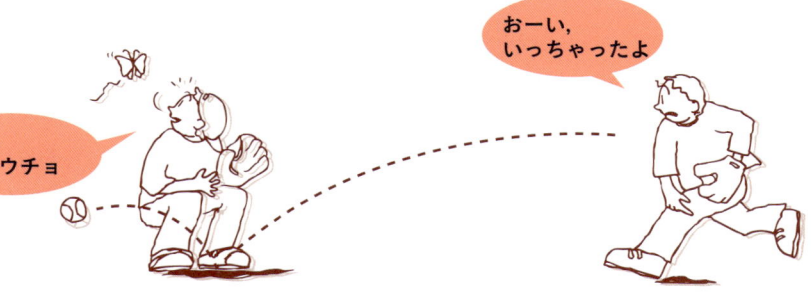

　そして②を成立させる条件として
③相手に受け取りやすいボールを投げる
　（キャッチボールは繰り返し投げ合う
　のが目的．スピードもコースも大きさ
　も，相手に応じて）

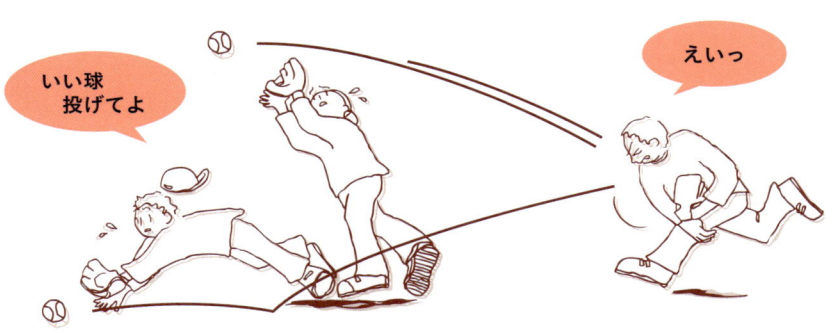

このことを，「話す」という行動に置き換えれば

> ①相手が聴く気になっているか，聴ける状態であるか，を確認する．
> ②相手がメッセージを受け取ったか，を確認する．
> ③相手にわかりやすい表現で内容を伝える．

ということになるだろう．
　では，具体的な会話の例で，このポイントについて考えてみよう．

I　コミュニケーションの基本センスをみがく　17

会話事例から考えてみよう　「話す」ということについて

事例1〜5の会話は，いずれも話したことがよく伝わらなかった例である．
原因は何か考えてみよう．

✗ 話が伝わらなかった例

事例1

A：（スマホでドラマを見ている友人に）
　　ねえアヤコ，カオリからの連絡なんだけど，5日の予定変えてくれないかって．
B：（スマホから目を離さず）
　　うん．
A：5日を7日に変更してもらいたいんだって．
B：うん．
A：急に予定が入って，5日はどうしても時間が取れないからって．
B：うん．
A：（声を荒げて）アヤコ！　さっきからうん，うんって，いいかげんな返事しないでよ．
B：静かにしてよ，今ドラマ見てるんだから．じゃましないで．
A：じゃあ，もういいわ．

事例2

上司：おい，この間の資料どうした．
部下：はい，この間の資料，とは？
上司：見当たらないんだよ．
部下：昨日作成したものは，たしかここにおいて……
　　　あっ，これです．
上司：それじゃなくて，今度の会議に提出する資料だ．
部下：今度の会議とは？　明日の部内会議ですか？
　　　それとも週末の事業部の戦略会議でしょうか．
上司：戦略会議のほうだ．
部下：それなら，課長が，ご自分でファイルなさっていたと思いますが……．
上司：どこにあるんだ，それは．
部下：戦略会議の資料は，いつも右のキャビネットに入れていますから，そこではないかと……．
上司：あ，そうか．

事例3

祖母：リョウタ，何怒ってるの？
孫　：ヒロキのやつが僕をハブにしたからさ．
祖母：ハブ？　ハブってあのハブのこと？
孫　：そうだよ．マジいらつく．
祖母：マジーラ？
孫　：マジーラじゃないよ．まじ，い・ら・つ・く．いらつくは分かるでしょ？　マジって言うのは，「ほんとに」って意味．
祖母：ふーん，最近はそういう言いかたをするのかい．でも，ヒロくんはどうしてリョウタをヘビだって言ったの？　かみついたの？
孫　：かみつくわけないよ．それにヘビだなんて言われてないし……．
祖母：でも，さっきハブにしたって言ってたでしょ．ハブって沖縄にいる毒ヘビのことじゃないの？
孫　：ちがうよ．ハブは，省くのハブ．仲間はずれにするってことさ．
祖母：「マジ」とか「ハブ」とか，近頃はみんな短縮しちゃうんだね．おばあちゃんはそういうのにはうとくってねえ．なかなかついていけないよ．
孫　：ウトクッテ？　ねえ，おばあちゃん，ウトクッテって何？

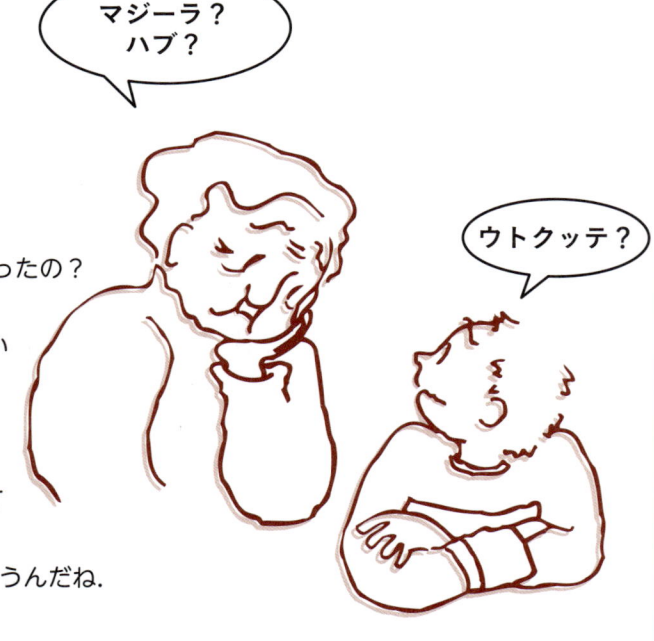

事例4

教師：山本さん，レポートは？
学生：書いてないんです．
教師：今日までと言ったでしょ．
学生：病院に行ってたものですから．
教師：えっ，どこか悪かったの？
学生：胃潰瘍だったんです．
教師：まあ，胃潰瘍？　それでもういいの？
学生：はい，手術したんですけど，経過はいいんです．
教師：えっ，手術したの？
　　　それじゃレポートどころじゃないでしょ．
　　　もういいから，帰りなさい．
学生：ええ，でも大丈夫だから学校行ってきなさいって言うもんですから．
教師：ずいぶん無茶なことを言うお医者さんね．
学生：医者じゃなくて，母です．
教師：まあ，あなたはお医者さんよりお母さんの言うことを聞くの？
学生：ええ，学校をあんまり長いこと休んで病人に心配かけてもいけないかと思って……．
教師：え，病人ってあなたじゃないの？
学生：ええ，私はピンピンしてますけど……．
教師：じゃあ，いったい誰が手術したの？
学生：手術したのは医者ですけど……．
教師：そうじゃなくて，御病人のことよ．
　　　手術を受けたのはどなたなの？
学生：ああ，それは母です．
教師：じゃあ，あなたは？
学生：付き添いです．
教師：あ，そういうことなの．
　　　あなたねえ，もう少しわかりやすく説明できないの？

事例5

母：（玄関から娘に）
　　ナナミー，今日，お母さん仕事遅くなるからねー．夕食の支度たのむよー．ご飯とみそ汁つくっておいてねー．おかずは何か買ってくるからー．わかったねー．
娘：（自分の部屋から顔を出して）
　　えー？　何？
母：7時半までにやればいいから．じゃあね．
　　（玄関を出ていく）
娘：え？　何が7時半までなの．ま，いいや．今日はどうせ7時半には帰れないんだし……．
　　（7時半，母親帰宅．鍵のかかっているドア）
母：あら？　まだ帰ってないのね．（しばらくして）
娘：ただいまー．あー，おなかすいた．
母：おかえり．おなかすいたじゃないわよ．ご飯の支度頼んでおいたでしょ．どうしてこんなに遅いの．
娘：えー，うそ．あたしご飯の支度なんて頼まれたつもりないよ．今日は部活で遅くなるのわかってたし……．聞いてないよ．
母：言いましたよ．
娘：聞いてません．

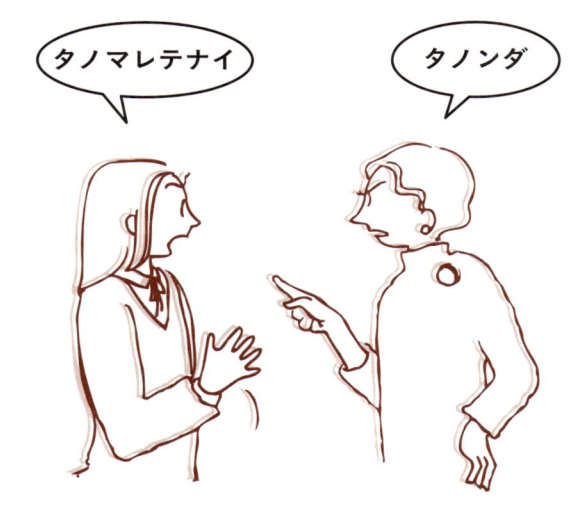

I　コミュニケーションの基本センスをみがく

話すための３つのポイントを実現するのは 観察力 と 表現力

ここでいう観察力とは，

> 会話の場の状況，相手の様子，そして話しかけに対する相手の反応から相手が聴ける状態であるか，聴く気になっているかを読み取る能力

のことである．

　前のページ 事例１ ， 事例４ ， 事例５ の話し手たちは，相手の様子や場の状況に対する観察が不足している．ドラマを見ている友人や声の届かぬ部屋の中にいる娘に，一方的に話しかけている．また話しかけに対する反応から，相手が話を聴いていない，聴く気になっていない，理解していないことを読み取っていない． 事例１ のAは，３度目の「うん」で友人が聴く気になっていないことに気づくが，ドラマを見ている友人の気持ちを考えていない． 事例４ の学生は教師が自分と母とを取り違えていることにずっと気づかないでいる． 事例５ の母親に至っては，相手の反応を観察する姿勢すらない．「話す」ためには，まず，こうした観察力をみがく必要がある．

　２番目の表現力とは，

> 話の要素を簡潔にまとめて表現するセンス と 相手に通じる言葉を選択するセンス

である．

　「簡潔」というのは，ただ短くすることではない．上司が具体的に説明せず，「この間」「今度の」とさまざまに解釈できる言葉を使って話した 事例２ ，互いに相手が理解できない言葉を使った 事例３ ，主語を省略し状況を断片的に説明した 事例４ ．いずれも話がわかりにくく，２，３回のやりとりで済むところが長い話になってしまった．

　「誰（何）が」「どうした」ということ，そしてそれは「いつ」「どこで」「なぜ」「どのように」か，話の全貌が早く相手に伝わるように，要点を整理して話すセンスを身につける必要がある．

　また，そしてそれは同時に，相手に通じる言葉でなければならない．世代や仕事，生活の環境によって使う言葉が異なることを理解し，相手を見て相手にわかる言葉を選ぶセンスをみがく必要がある．

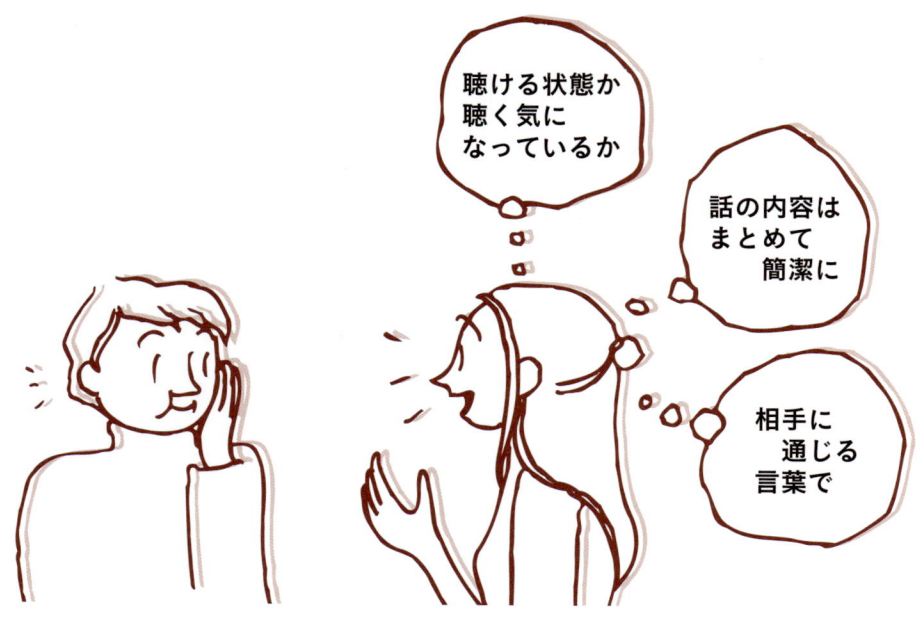

行動を通して考えてみよう　話しかける

1 相手に，話をする時間をとってもらうための，話しかけかたを考えてみよう．
　話し手，聞き手を分担し，交代でやってみよう．
　急ぐとき，そうでもないとき，簡単な話，少し時間がかかる話など，条件設定してやってみよう．
　聞き手役は，話しかけられたときの気持ちを想像してやってみよう．
　話し手役は，相手の対応から，その気持ち・姿勢を読み取り，次の一言を考えてみよう．

例 図書館で調べ物をしている友人に

A：○○君，調べ物？
　ちょっと話したいことあるんだけど，今いい？
B：悪いな．これ急ぎなんだ．またにしてくれる？
A：うん，いつならいい？

①出かけようとする母親に

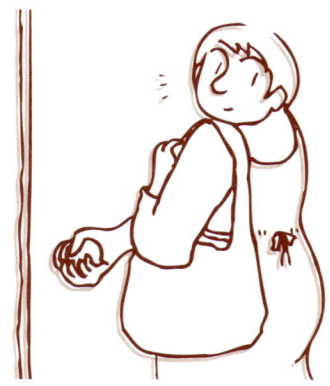

②おしゃべりしている友人に（片方に，両方に）

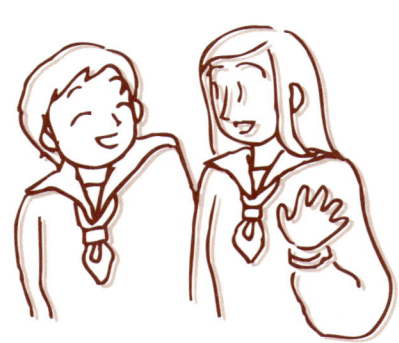

③実験中の先生に

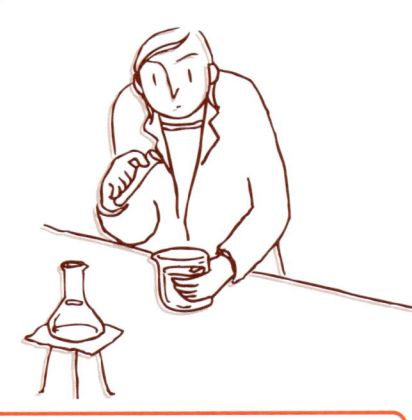

④音楽を聴いている祖父に

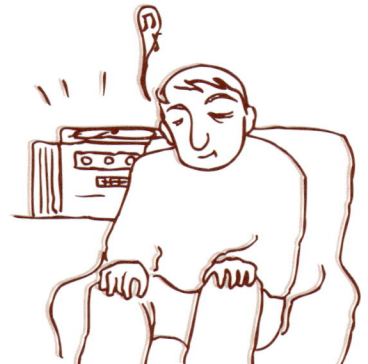

⑤雑踏の中を行く友人に

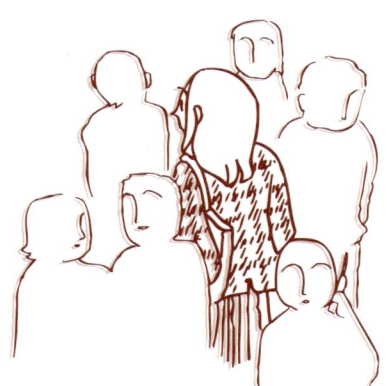

I　コミュニケーションの基本センスをみがく

2　会話の改善にチャレンジ1

p.10の話し手たちは，聞き手が聞く姿勢をもたなかったので，引き下がったり怒ったりして，うまく会話を展開できなかった．
しかし，彼らの話しかけかたにも問題はなかっただろうか．改善の余地はないだろうか．
彼らに代わってあなたが，聞き手の気持ちを話し手の方に向ける工夫をしてみよう．

事例1　はいはい，ちゃーんと聞いてますよ．（中略）
　　　　ほら，もう3時だから，早くおやつ食べなさい．

　　　　> わたし，おやつなんか，いらない　→

工夫した一言

事例2　考えてたんだよ．海か山かって，
　　　　そうすぐには返事できないよ．

　　　　> うそ，寝てたんでしょ　→

事例3　おい，お前も聞けよ．
　　　　おもしろい話なんだぜ．

　　　　> 別にいいよ．僕，宿題するから　→

3　会話の改善にチャレンジ2

p.18，19の事例1～5の話し手をよい話し手に変身させてみよう．
問題の箇所をチェックし，その部分を言い直してみよう．その会話がどう変わるか考えてみよう．
言い直した部分は，仲間がやったものと比較し合おう．

[事例1の改善例]　A：アヤコ，ちょっと話があるんだけど，今いい？
　　　　　　　　B：今，ドラマ見てるの．もうちょっとで終わるから，少し待って．
　　　　　　　　A：わかった．じゃあ終わったら部室にきて．待ってるから．
　　　　　　　　B：あと15分ぐらいかな．
　　　　　　　　A：ＯＫ．大事な話だからね，忘れないで．

生活の中でのステップアップ

言葉チェック

会話の中で，相手に通じなかった言葉，逆に自分がわからなかった言葉をメモしておこう．
意味はなるべくその場で伝え，その場で聞いておこう．

○月×日　とうらいもの（祖母→私）
　　　　到来物：いただきもののこと

○月▽日　全員野球（父→私）
　　　　全員で守り，全員で攻める．野球の闘う精神．
　　　　単に全員でやるという意味ではない．高い技術をもっている人もそうでない人も，それぞれ自分ができるすべてを出して闘うこと．
　　　　中高年の男性や政治家たちがよく使う．

○月□日　無理ゲー（私→母）
　　　　達成困難の意（クリア困難なゲームから転じて）

1 展開・組み立ての基本センス ③

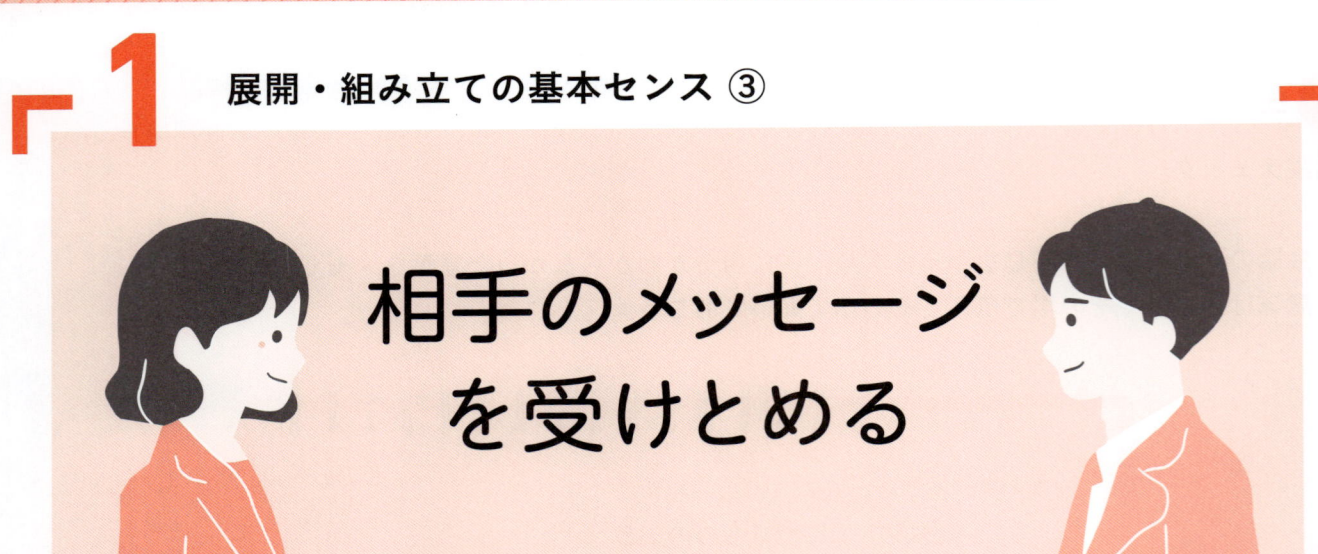

言葉の背後にあるもの

　話し手聞き手の間の言葉のやりとりを，投げ手と受け手の間をボールが行ったり来たりするキャッチボールにたとえられるコミュニケーション．しかし，その「言葉」とは，日本国内どこでも共通の意味をもつ言語としての「言葉」ではない．「メッセージ」（伝言，伝えたいこと）の意味である．背景に相手の気持ちや考えが存在する，そういう「言葉」なのである．

　キャッチボールは，同じ球が行ったり来たりするだけであるが，コミュニケーションの場合，相手から送られてくるのは相手のメッセージ，つまり伝えたい気持ちや考えであり，自分が送ったメッセージに対する相手の気持ちや考えである．たとえ同じ言葉が使われたとしても，そのときどきによって，その人その人によって，その言葉の背後にあるものは違うのである．

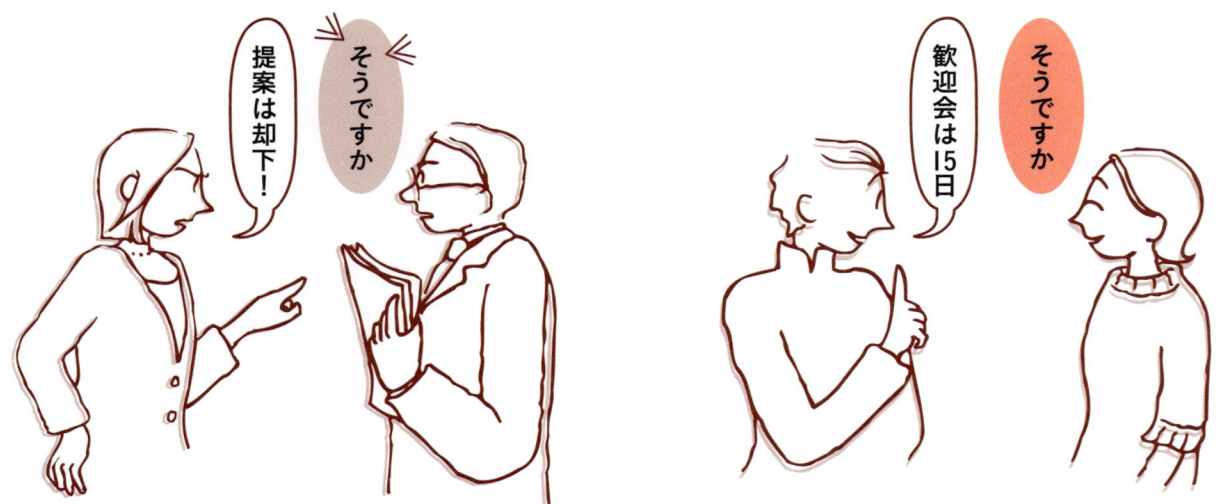

　そうした言葉の背後にあるメッセージ（気持ちや考え）をいかに受けとめるかは，コミュニケーションを展開するうえでの最も重要なポイントとなる．会話事例からそのことを見てみよう．

　次ページは，何かの理由で落ち込んだり，悩んだり，怒ったりしている子どもから，その気持ちをぶつけられた親の対応の例である．子どもからのメッセージを，親たちはうまく受けとめているだろうか．

会話事例から考えてみよう　気持ちを受けとめるとは，どういうことか

1回のやりとりごとに，区切り線を入れ，子の言葉に対して親がどのように対応しているのか，見てみよう．さらに，A群，B群の対応を比較してみよう．

A群

事例1

子：ダイチが僕のプラモデルこわしちゃったんだ．頭きちゃう．
親：そう怒るなよ．
子：あいつ，もう絶交だ．
親：別にわざとやったわけじゃないだろう．許してやりなさい．
子：僕が一番大事にしてたの，こわされたんだよ．
親：また作ればいいじゃないか．手伝ってやるから．
子：別のなんかほしくないよ．これがいいんだ．
親：男らしくないやつだなあ，お前ってやつは．

事例2

子：えー，だれ？　あたしのおやつ食べちゃった人．
親：いつまでも，出しっぱなしにしておくからよ．
子：さっきはおなかすいてなかったんだもん．
親：だったらちゃんとしまっておけばよかったのに．
子：だってー．
親：テーブルにだれのだかわからないお菓子がいつまでもほうってあれば，食べてもいいものだって思うんじゃない？
子：お母さん，なんで食べちゃった人の味方ばっかりするの．あたし被害者なんだよ．
親：被害者だなんて，そんな言いかたするんじゃないの，うちの中で．人のせいばっかりにするんじゃなくて，自分も反省しなくちゃね．
子：……

事例3

子：ユリちゃんが引越しちゃうんだ．僕の人生，もう終わりだよ．
親：何言ってるの，大げさね．
子：大げさじゃないよ．もう会えないんだもん．
親：元気出しなさい．またきっと会えるわ．
子：気休め言わないでよ．
親：公園にでも行ってらっしゃい．気分転換になるわ．
子：気分転換なんかしたくないよ．僕，死にたくなっちゃった．
親：情けないわねえ，このぐらいのことで．

事例4

子：あたし，ご飯食べたくない．
親：どうしたの？　身体の具合でも悪いの？　それとも，何か食べて来たの？
子：別に……．
親：別にって，それじゃあ，どうして食べないの？
子：別に．食べたくないから食べないだけよ．
親：何かあったんでしょ．理由なしに食べたくないなんてことあるわけないじゃないの．何があったの？　言いなさい．
子：うるさいなあ．あっち行ってよ．
親：うるさい？　うるさいとは何よ．親に向かって，なんてこと言うの．あやまりなさい．

B群

事例1

子：ダイチが僕のプラモデルこわしちゃったんだ．頭きちゃう．
親：本当かい？　大事にしてたものだろう？
子：あいつもう絶交だ．
親：ダイチくんがわざとこわしたと思っているのかい？
子：そうじゃないけど……．一番気に入ってたんだ．大事にしてたのに．
親：そうか，お前の宝物だったんだな．それは残念だったなあ．
子：お父さん，お父さんにも宝物があった？それがこわれたり，なくなったりしたことあった？
親：ああ，あったよ．ずっとずっと昔な．

事例2

子：えー，だれ？　あたしのおやつ食べちゃった人．
親：まあ，おやつなくなっちゃったの？
子：あたしの好きなゼリーだったのに……．
親：あらあら，それは残念だったわねえ．
子：さっきはおなかすいてなかったから，後で食べようと思っていたのに……．
親：いらないって思っちゃったのかしらねえ．
子：今度から，ちゃんと戸棚に入れておくわ．
親：そうね．それがいいわ．はい，じゃあ，これ代わりのおやつ．ゼリーじゃないけど，我慢してね．
子：うん，ありがとう．

事例3

子：ユリちゃんが引っ越しちゃうんだ．僕の人生，もう終わりだよ．
親：まあ，お引っ越し？ユリちゃんがいなくなっちゃうなんて，さびしくなっちゃうわねえ．
子：明日からもう遊べないんだ．
親：ユリちゃんとは，本当によく遊んだわねえ．
子：一番仲良しだったんだ．
親：保育園のときからですものねえ．とっても大切なお友だちだったわね．
子：僕，絶対にユリちゃんのこと忘れないよ．
親：そうね．ずっとずっと覚えていましょうね．

事例4

子：あたし，ご飯食べたくない．
親：あら，どうしたの？　身体の具合でも悪いの？
子：別に．
親：そう．食べたくない気分なのね．
子：うん．
親：じゃあ，気分が直ったら食べるのよ．
子：うん．
親：何か心配ごとだったら，お父さんとお母さんは，いつでも相談にのるからね．ひとりでかかえないでね．
子：別にそんなんじゃないよ．ミサキとケンカしただけ．
親：そう，ならよかった．

気持ちを受けとめることが，相手の心を開く

　前ページの事例のA群は，子どもの気持ちを受けとめられなかった例である．

事例1：最初に「そう怒るな」と子どもの気持ちを抑制，続いて「わざとじゃない」と子どもの気持ちを引き起こした友だちの行動を弁護している．そして「また作ればいい」とアドバイスをし，子どもがそのアドバイスを受け入れないと「男らしくないやつ」と子どもの人格を評価している．

事例2：「出しっぱなしにするから」と子どもの行動をまず批判している．「しまっておけばよかった」と意見し，「被害者なんて言いかたするな」と口のききかたを注意し，「人のせいにしない」「反省しろ」と説教をする．

事例3：まず「大げさね」と批判．「元気を出しなさい」と励まし，「公園に行ったら」とアドバイス．そして，アドバイスを受け入れない子どもを「情けない」とマイナス評価する．

事例4：立て続けに質問し，答えぬ子どもに「じゃあ，どうして」とさらに追及している．「何かあったんでしょ」と決めつけ，理由を言えと迫る．そして親の介入を拒否する子どもを非難し，「あやまりなさい」と命令する．

　親の対応は，いずれも子どもの気持ちや行動に対する批判，抑制，非難であり，意見，説教，指導である．さらには子どもの人格のマイナス評価と行動の強制である．何が正しくて，何が正しくないかといった自分の判断基準を子どもに押しつけているのである．

　子どもは，自分の気持ちを否定し，批判し，強制しようとする親に傷つき絶望し，心を閉ざしてしまう．閉じた心には，どんなに価値ある意見もアドバイスも，そしてなぐさめさえも届かないのである．

　それに対してB群．共通しているのは，親が「頭きちゃう」「絶交だ」「人生終わり」といった子どもの言葉の表面的な表現に反応せず，背景にある子どもの気持ちに目を向けていることである．

事例1：「大事にしてたものだろう」と子どもの気持ちに理解を示す表現．「わざとこわしたと思っているのかい」は子どもの気持ちを確認．「残念だったなあ」と子どもの気持ちを読み取り認め，「お父さんにもあったよ」と，子どもと経験，感情を共有していることを表現している．

事例2：「おやつなくなっちゃったの？」「それは残念だったわねえ」というように，子どもの言い分をまず認め，子どもの気持ちへの理解を示している．「いらないって思っちゃったのかしら」と，子どもの視野を広げ，そこから生まれた子どもの考えを「それがいいわ」と支持し，最後に痛みを柔らげる行動で仕上げている．

事例3：「さびしくなっちゃうわねえ」と共感する姿勢を表現．「よく遊んだわねえ」と思い出を補足し，「一番仲良し」「忘れない」を「大切なお友だち」「ずっと覚えていましょうね」と自分の言葉で言い換えることで，子どもの気持ちへの理解と共感を表現している．

事例4：「具合でも悪いの？」と，質問を身体の具合にとどめ，そうでないとわかると，原因は精神的なものと推測し「食べたくない気分なのね」と理解を示している．「直ったら…」と子どもの自主性にまかせ，しかしながら「いつでも相談にのる」と子どもを全面的にフォローする姿勢を表現している．

　いずれも親が子どもの気持ちを認め理解する姿勢を表現しているのである．それは必ずしも子どもの気持ちを正しいと認めるとか支持することではない．「そうか，そういう気持ちなのか」と否定も批判もなく，そのまま受け取ってやることである．それによって，子どもは親を自分を理解してくれる存在だと感じ，心を開いていく．心が開かれると，自分の本当の心のうちをさらけ出すことができる．そして，相手の話も受け入れることができるのである．

　「相手の心を開く」，それは相手と心を通い合わせるための最初のステップなのである．そして，それは，相手の心（気持ちや考え）を受けとめることから始まる．

相手の心を受けとめるためのポイント

相手の心を受けとめるためには，相手の言葉から

　　　　　相手の心（気持ちや考え）を推測し，　　　　それを理解し認める

ことができなくてはならない．

　相手の心を推測するための最大の武器は自分の経験である．そして，さまざまな人の経験談である．人の気持ちというものはそれぞれに異なる．しかし，同じような経験をしたとき，同じような境遇におかれたとき，共通の心理が生まれるということも事実である．相手の言葉から，できるだけ具体的なその場の条件を思い描き，そういう場におかれた者の気持ちや考えを，自分の同じような経験などをかき集めて想像することで，相手の心に迫ることができる．

　たとえば，B群 事例I の子どもの「絶交だ」の言葉．父親は，これを子どもの本音だとはとらえず，自分の経験を土台に，それは，大事なプラモデルをこわされたことからの腹立ちまぎれの言葉と推測したのである．そこから「わざとやったと思っているのかい？」という，子どもの気持ちを確かめる言葉が生まれてきたのである．

　そのようにして推測した相手に気持ちや考えは，できるだけ自分の言葉に置き換えて表現することが望ましい．自分なりに理解しようとしているという姿勢の表現だからである．

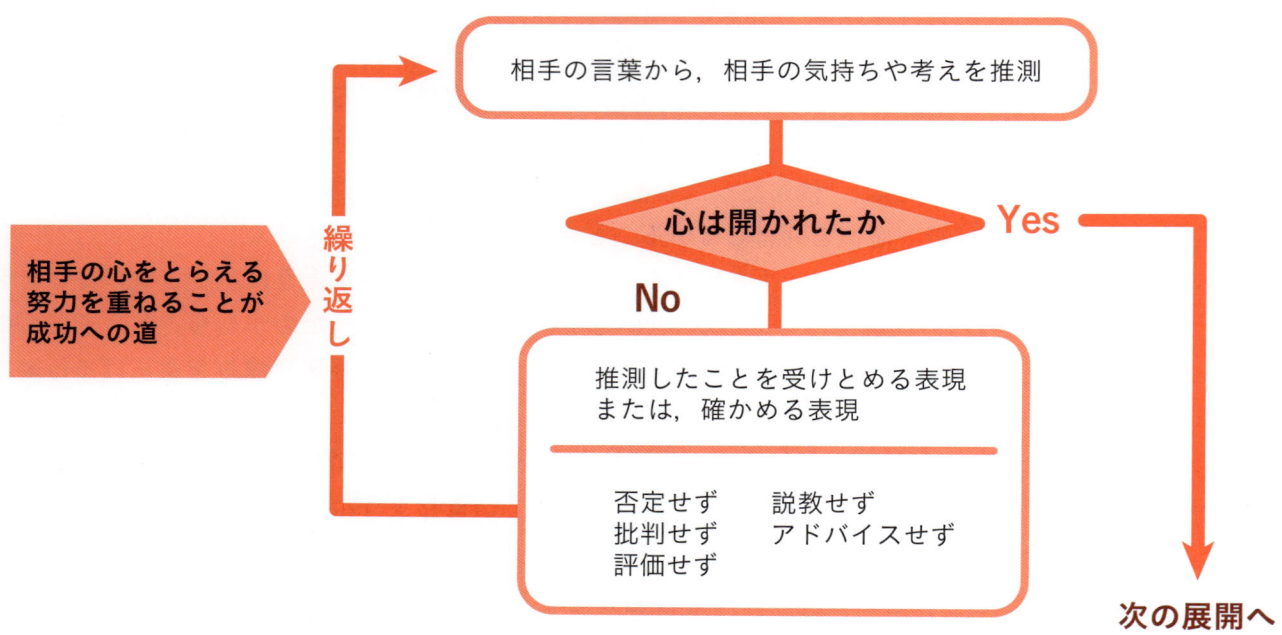

あなたの日々の経験，そしてそのときの感情，そのすべてが相手の心を受けとめるための貴重なデータである．特に失敗やつらい体験は，心に痛みをもつ人の気持ちを受けとめる力になる

気持ちを受けとめる表現のしかたを考えてみよう

相手の言葉から気持ちを推測して，その気持ちを受けとめる表現について考えてみよう．
結果について，仲間と話し合おう．

1 適当と思うものを選んでみよう．
また，自分なら相手の気持ちをどう読み取るか，どう受けとめるか，考えてみよう．

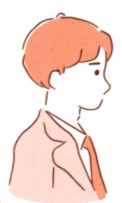
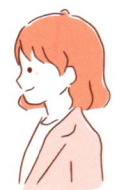

相手の言葉	相手の気持ち	気持ちを受けとめる表現
① Yのやつ，最近えらそうなんだ．上から目線の口調でね．付き合いたくなくなっちゃうよ．	a：最近のYは僕に対してえらそうにふるまう．いやな感じだ． b：Yの態度はえらそうで感じが悪くなった．もう付き合わない． c：Yとはずっと対等な関係でやってきたのに，残念だ．	a：いやな奴とは付き合わなきゃいいじゃない？ b：気にすることないわ．そのうち変わるわよ． c：何か思い当たる理由があるの？ d：前のような関係に戻したいのね．
② 朝から晩まで小言ばかりで，もううんざり．ほんとに年寄りの相手って大変だわ．	a：毎日小言ばかり言われてまいっている．どうにかならないものかな． b：世話をしているのに一日中小言を言われて腹が立つ．もうやりたくない．	a：小言ばかりじゃいやになりますよね． b：お年寄りの相手って疲れるわよね．気分転換したら？ c：苦労してるのね．愚痴ならいくらでも聞くわよ．
③ なんでC子なの．わたしが今まで一番努力してきたというのは，みんな知っているはずよ．それなのになんでC子が選ばれるの．	a：今まで一番努力した人が選ばれるべき．それは私で，C子じゃない． b：こんなに努力してきたのに選ばれなかった．本当にがっかりしている． c：私でなくてC子が選ばれた理由は何なのか．	a：そうだ，A子が選ばれるべきだと思う． b：うん，A子の努力はすばらしかった．それについてはみんなも認めていると思うよ． c：努力は報われるべきだって，思ってるのね． d：C子にあってあなたにないものを知りたいのね．

I コミュニケーションの基本センスをみがく

2 話し手の気持ちを推測し，受けとめる表現をしてみよう．

		話し手の気持ち	気持ちを受けとめる表現
例	エリちゃんちじゃ，ママがいつもおうちにいるんだって．	いいな，エリちゃんちは．私のうちも，いつもママがいるといいのにな．	ママにおうちにいてもらいたいのね．
①	また予選敗退だ．オレ，1本もシュート決められなかったんだ．		
②	（父親が娘に）父さんは別にアルバイトがいけないって言ってるわけじゃない．		
③	どうも，まずいこと言ったらしい．Sさん，あの日以来，口をきいてくれないんだ．		
④	（父親が息子に）昔は，親にそんな口はきかなかったもんだ．		
⑤	お父さんは私に，大学行けって言うんだけどね．		
⑥	（仕事で大失敗．パーティに誘ってくれた友人に）ごめん，まだそんな気分になれないの．		
⑦	やっぱりやめとこうかなあ．今度のオーディション，レベル高そうだし．		
⑧	（夫に）ねえ，何か言ってよ．黙って食べていないで．おいしいとか，まずいとか．		

展開・組み立ての基本センス ④

1回1回の対応の積み重ねが会話の方向をつくる
－読み取ること と 表現すること－

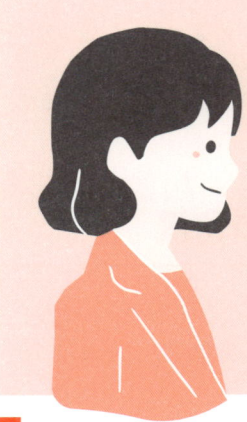
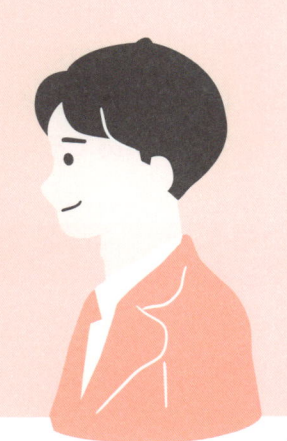

■ お互いが，メッセージの送り手であると同時に受け手である

　会話は，2人（またはそれ以上）の人間の，お互いに顔を合わせてのメッセージのやりとりである．会話は，どちらか一方から始められる．それが最初のメッセージの送り手である．

　メッセージを送られた側，つまり受け手はそのメッセージの内容を聞いて，それに応える．送られたメッセージを受けとめた表現とともに自分の思うことや自分のもっている関連情報などを言葉で表現し，またそのときの思いなどを表情，しぐさで表現する．この時点で，受け手はメッセージの送り手に変化する．そして逆に，メッセージの送り手だったほうは受け手となる．

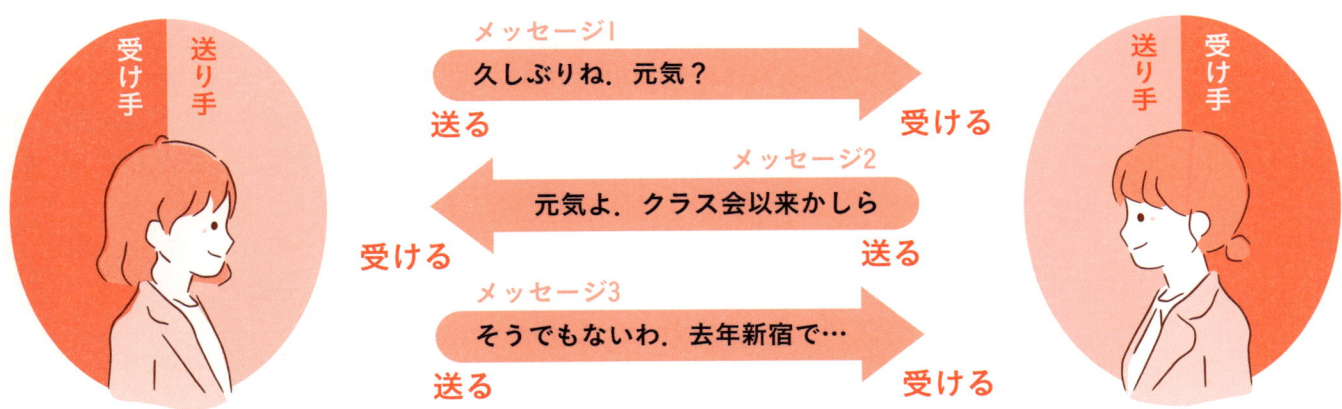

　しかし，このときの受け手は最初の段階のような単純に相手のメッセージを受け取るというだけの存在ではない．メッセージを送った送り手としての姿勢を含んだ受け手である．それは，相手から送られてくるメッセージの中に，自分のメッセージがどの程度，またどのように読み取られ，受けとめられたか，そして，それに対する相手の気持ちや考えを読み取らなければならないからである．

　最初の受け手が変化してなった送り手も，最初の送り手とは異なる．相手からのメッセージを読み取り，受けとめ，またそれに対して思い考えるという，受け手としての姿勢を含んだ送り手なのである．

　つまりお互いがメッセージの送り手であると同時に，受け手なのである．受け手であると同時に送り手なのである．

会話は，送り手であり受け手，受け手であり送り手である一人ひとりの，
　①相手のメッセージを読み取り，受けとめる力
　②読み取り，受けとめたことや自分の気持ち，考えを表現する力
が，その展開を方向づける．そして，その積み重ねで，ときには，お互いの気持ちをまったく逆の方向に向かせてしまうこともある．
　具体的な会話事例でそのことを見てみよう．

会話事例から考えてみよう

　会話がどのようにすれ違い，決裂していくのか，そのプロセスを見てみよう．
①まず，会話の展開をひととおり読んでみる．
②次に，A，Bの言葉とそれぞれの言葉の背景との関係をとらえながら読んでみる．

Aの言葉の背景

（読み取ったこと，それに対する気持ち，自分の考え）

- 我ながらいい計画だ．B君のチームなら，きっとうまくやってくれるはず．仕事に取りかかるのが楽しみだ．

- 待ってくれだって？　こんないい仕事に二の足を踏むなんて，信じられない．まさか，やれないって言うんじゃないだろうな．

- 僕の計画のどこに問題があると言うんだ．これ以上検討すべきことなどあるものか．君の目はどこについているんだ．

- こんなにものわかりの悪いやつだとは思わなかった．この計画のすばらしさがわからないのか．
  でも，なんとしてもやってもらいたい．君の実行力がこの仕事には必要だ．

- この仕事は君の実力を生かすには最高の仕事だぞ．そんな仕事を君は断るというのか．

- なんて頑固なやつなんだ．人の話を聞こうともしない．まったく，頭にくる．

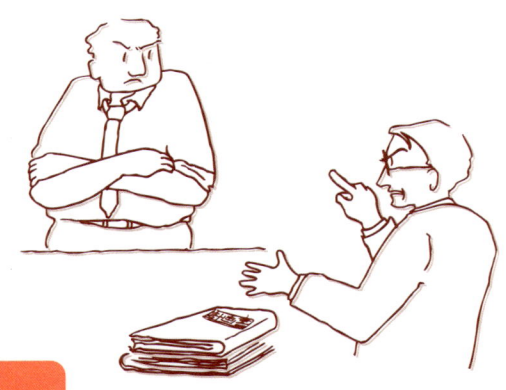

会話の展開

A	どうだい，いい計画だろう．もちろん君のチームが実行部隊さ．絶対にうまくいく．君のところさえよければ，すぐにもスタートさせたいと思ってね．
B	うーん，ちょっと待ってくれよ．少し考えてみないとね．
A	まさかやらないって言うんじゃないだろうな．
B	よく検討してみないとなんとも言えないね．
A	君はこんなにいい計画にのらないつもりか．これはずっと僕があたためてきた計画なんだ．今の情勢は，まさにぴったりの条件だ．チャンスなんだよ．君は現場にばかりいるから，些細なことが気になって，全体が見えなくなっているんじゃないのか？　もう1回説明するから，全体をつかんでくれよ．
B	説明はいいよ．計画はわかっているつもりだ．
A	いやわかっているとは思えないね．わかっていたら，こんなタイムリーで重要な仕事に尻込みするはずないからね．僕なら，今の仕事を棚上げにしてでもやるね．
B	あいにく僕は，仕事は最後まできっちりやるタイプでね．悪いけど，この話は別のだれかにやってもらってくれ．
A	おい，それでいいのか？　こんなに君にぴったりの仕事なんて，そうそうないぞ．きっと後悔するぞ．
B	無理してやったって後悔するさ．地味でも着実にやる方が性に合ってるんでね．ま，遠慮しとくよ．
A	わからないやつだな．勝手にしろ．
B	ああ，勝手にするさ．

Bの言葉の背景

> たしかにいい計画だ．しかし，僕のチームは今の仕事で手一杯だ．どうするかな．

> できるかどうかは検討してみないと……．これから今の仕事の仕上げ段階だし，やはり無理かな．

> 失礼なことを言うやつだ．説明は一度聞けばわかるさ．計画は十分わかっているんだ．問題はこっちの態勢なんだから．

> 「見えない」とか「わかってない」とか，本当に失礼なやつだ．それに人の仕事を棚上げにしろだなんて，冗談じゃない．地味な仕事だが，今の仕事は最後まできちんとやるぞ．

> 後悔するぞなんて，今度は脅しかい．脅かされたって僕は僕のやりかたでしか仕事はできない．魅力的な仕事だが，しかたがない．

> まったく一方的なやつだ．人の事情をろくに聞こうともしない．勝手にしろだって？　ああ，勝手にするとも．

読み取りかた，表現のしかたが会話の展開を決める －前ページの会話事例の分析から－

Ⓐ は Ⓑ の協力を求める気持ちを強くもちながら，Ⓑ は Ⓐ の計画に魅力を感じながら，話はかみ合わず，ついには決裂してしまった．原因は相手のメッセージの読み取りかた，そして読み取ったこと，自分の気持ち，考えの表現のしかたのまずさにある．

Ⓐ は非常に思い込みが強く，自分で決めつけ，相手の言葉の背景を読み取ろうとしていない．

Ⓑ は Ⓐ の言葉の表面的な部分に反応して感情的になる傾向が強い．また，言葉にする過程での省略が多く，自分の気持ちや考えが相手に十分伝わらない．

こうした相手のメッセージの読み取りかたや自分の気持ち・考えの表現のしかたが改善されれば，会話の展開はおおいに変わる．最初の部分を例にして，見てみよう．まず，元の展開である．

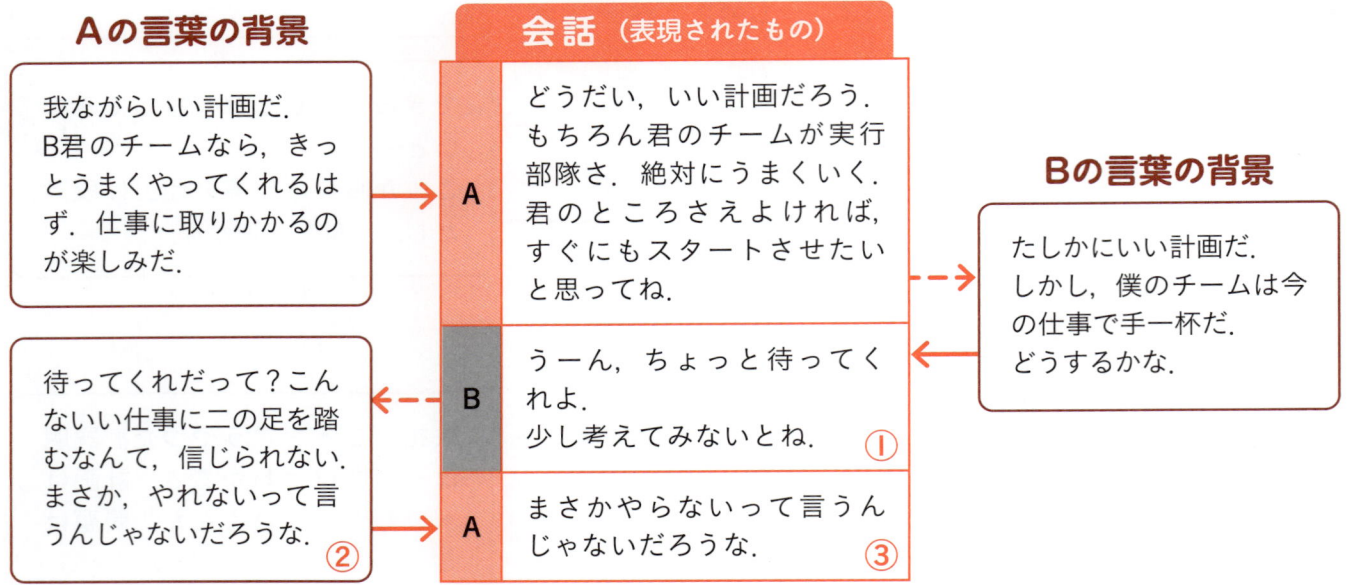

もし Ⓑ が，①を次のように表現していたら，会話はどのように展開していただろうか．考えてみよう．

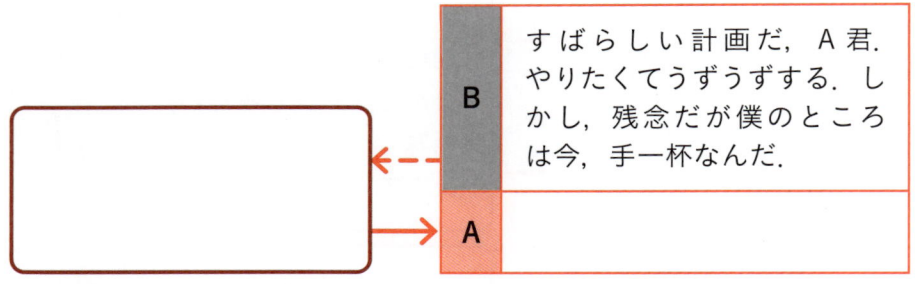

もし Ⓐ が，②③を次のように読み取り表現していたら，会話はどのように展開していただろうか．考えてみよう．

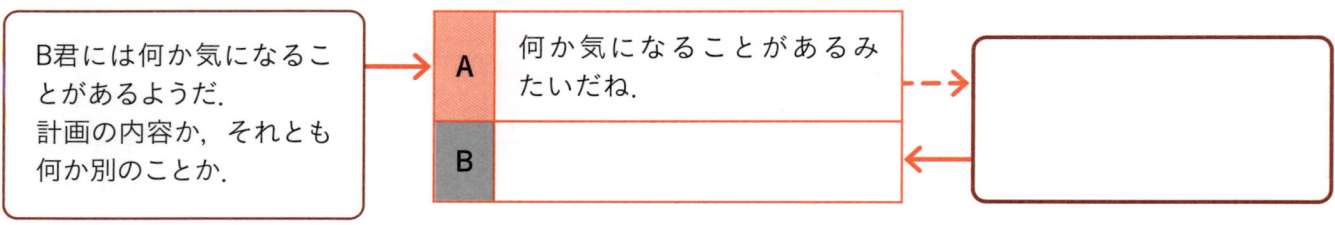

たとえ相手が感情的になってきても，相手の気持ちや考えを冷静に読み取り，それを受けとめ，きちんと自分の気持ち・考えを表現すれば，展開は変わってくる．

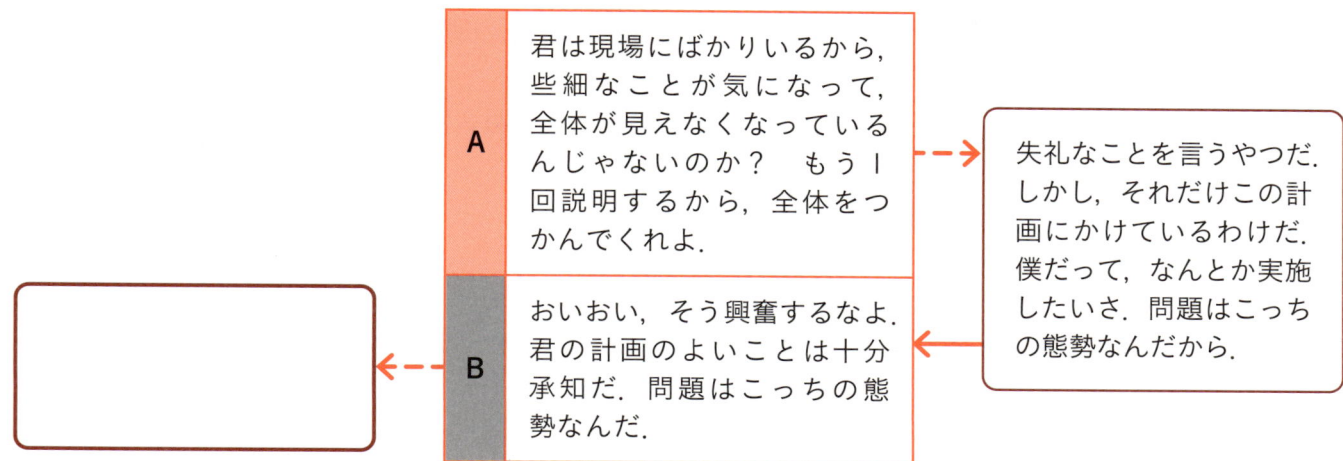

話し合い決裂の原因のようにいわれる売り言葉に買い言葉．それらは決して突如飛び出してくるわけではない．1回1回の読み取りかた，表現のしかたが少しずつ互いの感情のずれを生み，その積み重ねの結果として生まれてくるのである．

> お互いの気持ちや考えを理解し，認め合うための会話を展開するその基本は，
> 1回1回の対応（読み取りと表現）を大切にするということである．

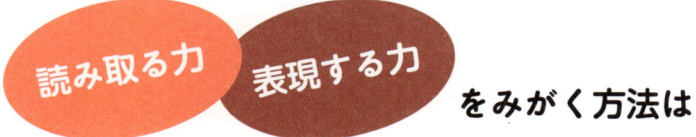 **をみがく方法は**

読み取ってみること，表現してみること，行動してみて結果を修正する，その積み重ねである．毎日の生活の中の会話すべてがみがく材料であり，みがくチャンスである．

1. まず，読み取ろうという姿勢をもって，一生懸命に相手に対応する．相手の気持ちは言葉の中にすべて表現されているとは限らない．表情も，視線も，しぐさも，言葉と言葉のちょっとした間も，すべてが読み取りの対象である．
2. 楽な気持ちで，やってみよう．試行錯誤しているうちに，だんだんピントが合ってくる．仲間と一緒に結果について話し合うのは，非常に効果的である．いろいろなとらえかた，考えかたが出てきて，人の心への理解が深まる．何よりも，一番の敵は思い込みと決めつけである．
3. 表現のしかたをみがくのも同じ考えかたで，表現してみて，その結果を仲間同士で評価し合う．多くの人の支持を得る表現は，理にかなった理由がある．
4. 毎日必ず1回は心掛けて行動してみること．行動の積み重ね＝成長である．

　➡ 手始めに，前ページの事例の読み取り不足な箇所，表現が不十分なところを読み取り直し，表現し直してみよう．

読み取ってみよう，表現してみよう

1 気持ちの違いが読み取ってみよう
言葉には話し手の気持ちが込められる．その表現から，その微妙な違いを読み取ってみよう．

【例】帰宅したとたんに夫を責めた妻．妻に返した言葉に込めた夫の気持ちは？

妻：ねえ，あなた，ちょっとひどいんじゃない？

夫の言葉	夫の気持ち
①なんだよ，いきなり．	何の説明もなく文句だけ言われてもわからないよ．（とまどいの表現と，怒りの気持ち）
②何がひどいんだい．僕が何かしたとでも言うのか？	妻には何か問題が起きたらしい．それが「僕」のせいだと思っているらしい．そんなことしたかな．（不安と少しの怒り）
③何をそんなに怒っているのさ．わかるように言ってよ．	妻には何か腹の立つことがあるらしい．僕が原因してるって思ってるらしいけど，説明してくれなきゃわからない．きちんと話してほしい．（わりに落ち着いている）
④何か問題が起きたらしいね．僕がそれにからんでいるってわけかい？	妻には腹の立つことがあったらしい．そしてその原因は僕にあると考えているようだ．少し落ち着かせて，それを聞き出さなくちゃ．（状況の把握，冷静な対応）

Q　文化祭のイベントの企画に後から加わったFが，始めからのメンバーに投げた言葉．

F：いまいちおもしろくないんだよね，この企画．

それに答えたA～E，それぞれの言葉に込められた気持ちを読み取ってみよう．

メンバーの言葉	メンバーの気持ち
A：いやなら，参加するなよ．	
B：自分じゃ何もアイデア出さないくせに，えらそうに言うなよ．	
C：じゃあ，どうしろっていうの？	
D：何かいいアイデアあるんだったら聞かせてよ．	
E：もうひと工夫する必要があるってこと？	

2 次に言うべき一言を考えよう

相手の気持ちを受けとめて，次の一言をどう言うか考えてみよう．
どうしたら，相手を傷つけず，自分の本音を伝えられるだろうか．
答えはひとつではない．話し合いの中で，多くの人がどういう表現に共感するかをつかもう．

【例】独立してアパートに住み始めたのに，母親が毎週掃除に来る．なんとか断りたい息子．

> 息子：母さん，遠いところをわざわざ掃除に来なくてもいいよ，大変だろ．

相手の言葉	相手の気持ちや考えの読み取り	次の一言
①遠慮しなくていいのよ．ちっとも大変じゃないんだから．帰りにデパートで買い物もできるし．	遠慮だと思っているのか？ 本当は世話をしたいようだ．いつまでも僕を子どもだと思っているんじゃないか．	遠慮してるわけじゃないさ．母さんのことを心配してるみたいな言い方をしたけど，本当は，自分でどこまでできるか，やってみたいんだ．
②来ると困ることでもあるの？	僕が何か悪さをすると疑ってるのか？ 彼女がいると思っているのかもしれない．	うん，本音を言えば困る．僕，独立したいんだ．自分で部屋の掃除もできない人間なんてダメでしょ．成長したいんだよ．

Q1．忠告を聞かずに失敗をして落ち込んでいるライバルのB．挽回のアイデアを伝えたいA．

> A：元気出せよ，また巻き返す手はある．チャンスは十分にあるよ．

①いい気味だと思っているんだろう．君の言っていたとおりになったんだからな．		
②まいっていると思っているんだろうけど，おあいにくさま．このぐらいでへこたれる僕じゃないさ．		

Q2．残りの人生を悔いなく生きたい．会社の希望退職に応じ，転身することを妻に相談したい夫．

> 夫：定年まであと8年なんだよね，オレ．会社辞めようと思うんだ．

①えっ，そんな，困るわ．家のローンどうするのよ．子どもたちだってまだ学校行ってるのよ．		
②何かいやなことでもあったの？ 仕事上のこと？ それとも人間関係？		

2 相手を生かし，自分を生かす―アサーティブ・コミュニケーション★―①

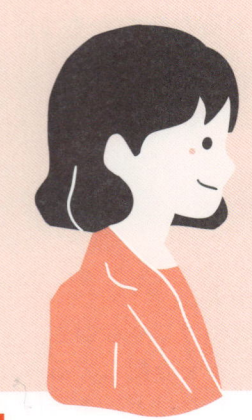
自分から出る
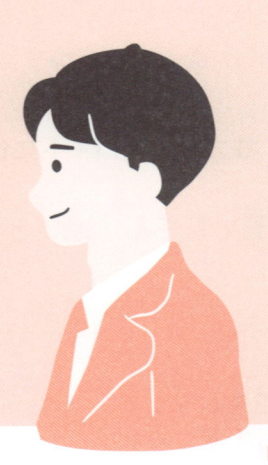

自分から出る姿勢

コミュニケーションは，相手と話ができて初めて成り立つものである．

いつまでも相手が言い出すのを待っていたのでは，コミュニケーションにはならない．自分から相手に働きかけ，コミュニケーションの場をつくる．つまり，「自分から出る」という姿勢が大変重要である．

しかし，日本人は「自分から出る」というのが苦手といわれる．それはいったいなぜなのだろうか．そして，それは，どうしたら克服できるだろうか．

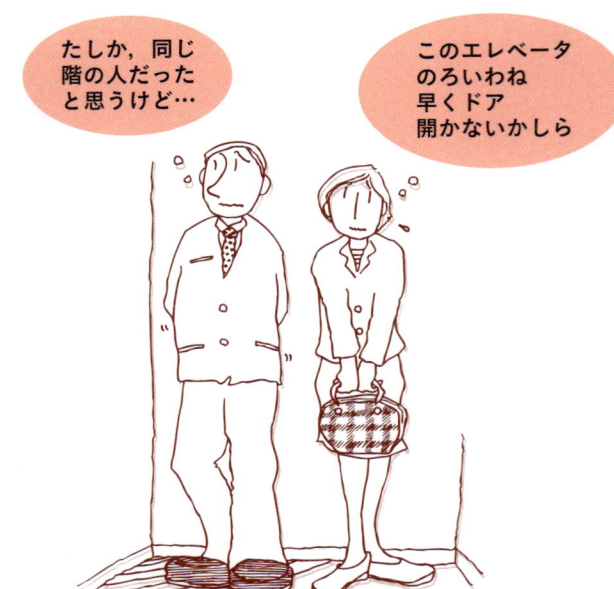

自分から出る度チェック

いくつ○がつきますか．丸が多いほど「自分から出る度」が低いということ．

自分からあいさつすることは苦手
顔見知りでも，あまり親しくない人にはあいさつしない
自分から話しかけることは苦手
親しくない人と話すのは苦手
人と話をするのは面倒だ
大勢の中では，聞きたいこと話したいことがあっても，できない
相手の考えや意見に反論するのは苦手
お年寄りや障害のある人に席を譲るのは苦手

「自分から出る脳」をつくる

　「自分から出る」という行動姿勢も，「自分から出ない」という行動姿勢も，脳の働きかた，脳の行動習慣である．

　人間の行動は，脳の働きによって生み出されているのだが，その脳の働きかたは，行動することによってつくられていくのである．同じ行動を繰り返し練習すると，だんだん上手になっていくというのはそのためである．「自分から出る」のが苦手というのは，「自分から出ない」「相手が出るのを待つ」という行動の習慣ができているからなのである．

　しかし，それは生まれたときからそうであったわけではなく，そういう行動を重ねてきたために，そういう脳の行動習慣がつくられてしまっただけである．だから，今は「自分から出ない脳」であったとしても，「自分から出る脳」につくり変えることは十分可能である．

　「自分から出る脳」にする方法は，自分から出る行動を毎日積み重ねるということである．

　これは，少し頑張ってやらなくてはならない．脳は自分に楽な働きかたをしてしまいがちだからである．「自分から出ない」習慣のついている脳に，「自分から出る」行動をさせるのだから，そう簡単ではない．

　しかし，これは，自分で頑張ってやるしかない．あなた自身の力で，相手に向かって出ていかなくてはならない．

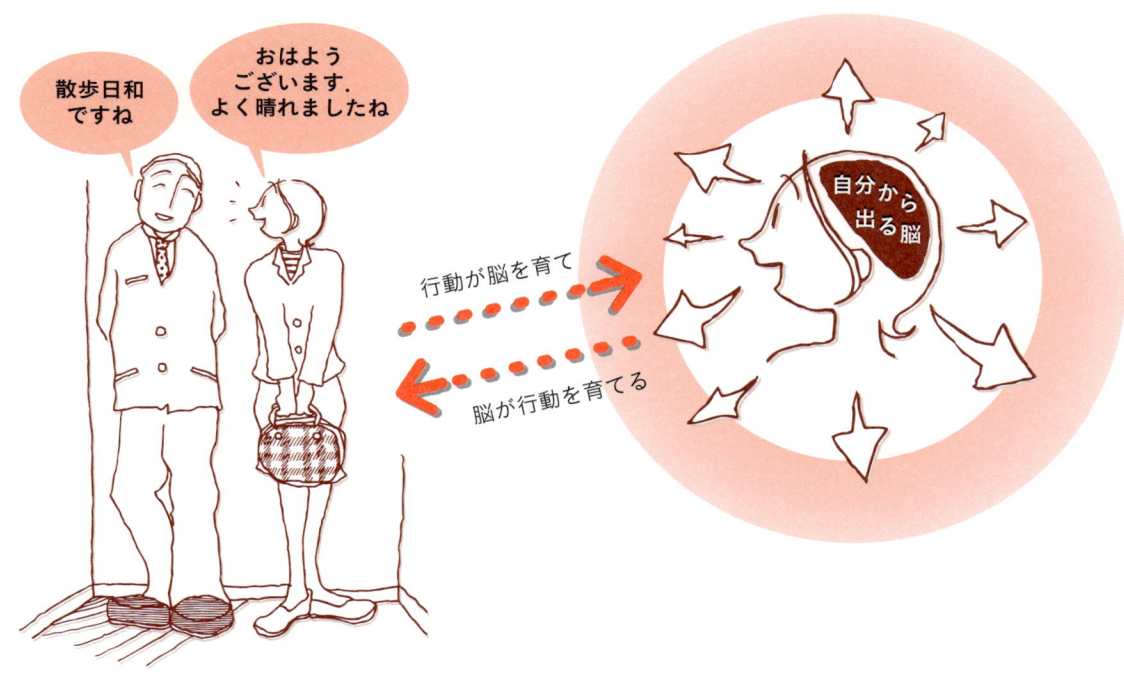

次ページ〜
「自分から出る行動」を行う
5つのアドバイス

★アサーティブ・コミュニケーション
　しっかり自己主張するコミュニケーション．
　アサーティブ（assertive：英）というのは，「言い張る」という意味．一方的に自己主張するアグレッシブ（攻撃的）なものではなく，相手の気持ちを受けとめつつ，自分の考えや気持ちを出していくのがアサーティブ・コミュニケーションである．

「自分から出る行動」を毎日行うための5つのアドバイス

その1　小さな行動からスタート．頑張り過ぎない．

　毎日の積み上げが，脳の行動習慣をつくるのである．
　「おはよう」「こんにちは」「さようなら」「ありがとう」「ごめんなさい」．ひと言で済む最も小さなコミュニケーション行動である「あいさつ」．一番始めやすい行動だろう．このあいさつを，毎日，出会った相手より先に言うことを心掛ける．家族，先輩や友人たち，近所の人など，行動の対象もたくさん，チャンスもたくさんある．
　あいさつの次の段階は，あいさつにプラスひと言．「暑い（寒い）ね」「元気？」「久しぶり」「昨日の○○見た？」など，会ったそのときに見えたこと，感じたこと，思ったことを言う．これももちろん相手より先に言うことが目標である．
　乗り物の中でお年寄りや障害のある人に席を譲るのに挑戦するのもよい．これは，いつも優先席に座るようにすれば，チャンスも多くなるし，行動もしやすい．譲るとき「どうぞ」のひと言を忘れずに．
　あいさつも，席を譲るのも，ポイントはタイミング．気がついたその瞬間，目が合ったその瞬間に，考えるより先に行動を起こそう．「どうしようか」と考えないのがコツ．

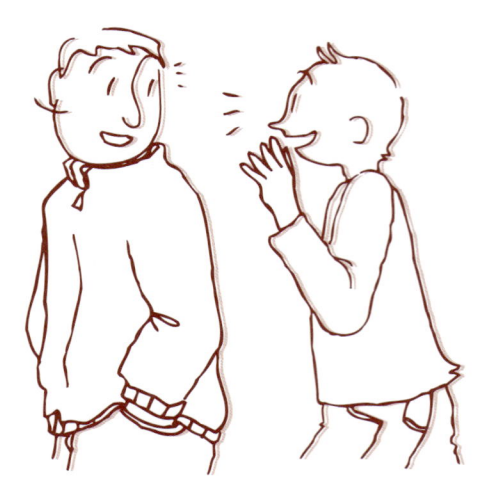

その2　よい反応（相手）は，期待しない．

　自分の行動に対する相手の反応が悪いということは，頻繁にある．が，そういうことは気にしない．席を譲って断られたら，「あ，そうですか」と言えばいいだけのこと．とにかく行動することが大事．もし，よい反応が返ってきたら，それをラッキーなことと考える．それが長続きさせるコツ．

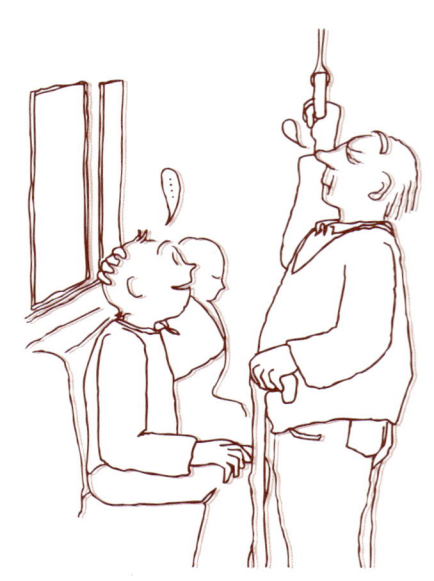

その3　見えてくるものを楽しみ，感じ取れることを喜ぶ．

相手の反応があってもなくても，それがよくても悪くても，それなりに見えてくるもの，感じ取れるものがあるので，それを楽しむ．

たとえば，「こんにちは」と声を掛けて，相手が
① 知らん顔で通り過ぎたとき
② 面倒くさそうに「こんにちは」と言ったとき
③ ニコニコして「こんにちは」とあいさつを返してくれたとき
④ あいさつとともに，すてきなひと言を返してくれたとき

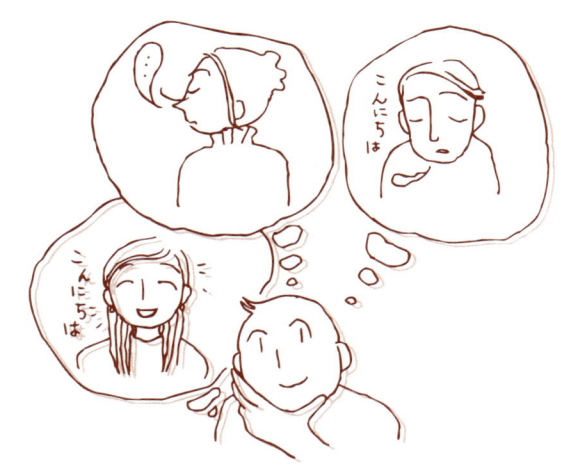

その対応のしかたで，そのときどきの相手の「自分から出る脳」の程度や，コミュニケーション力などが見えてくる．回数を重ねていくとそれらがどう変化するか，そして，その変化が見えたとき，自分の気持ちがどう変わるかを見るのもおもしろいものである．

その4　感じる力をみがく，観察力をみがく，表現する力をみがく．

感じる力，観察力，表現する力は，「自分から出る」ためのエネルギーとなる．相手に話したいと思うことを生み出すのが感じる力，観察力．実現するのが表現力である．ここで言う表現力とは，言葉の使いかたという意味ではなく，自分が思ったり感じたりしたことを言葉に出す，その行動力のことである．

まわりをよく見よう．相手をよく見よう．見よう，感じようとすることで，だんだんに見えてくる，感じるようになってくる．そして，日々の生活の中で感じたり考えたりしたことを，身近な人に言葉で伝えてみよう．

その積み重ねが，やがて大きな力となっていく．

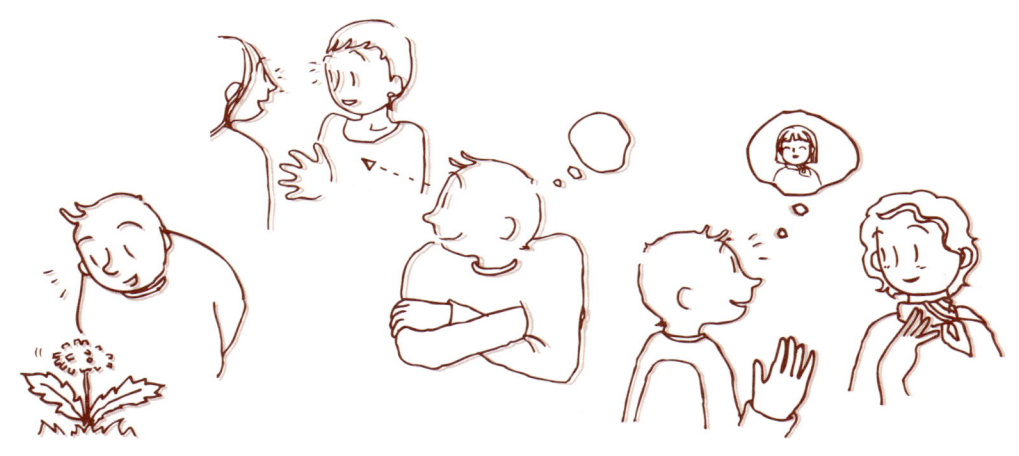

その5　楽しくやる，仲間と一緒に．

脳は，「快」の状態のとき活発に働き，「不快」の状態のときは，働きが悪くなり休んでしまう．自分の好きなことをやっているときは，よいアイデアが浮かび疲れもしないが，好きでないことを我慢してやっていると疲れてきたりイライラしたりするのはそのためである．

「自分から出る脳」になっていない間は，自分から出るという行動は脳にとって「快」とは言えないものであるから，できるだけ楽しい条件をつくってやれるとよい．気の合う仲間と一緒にやれるとはずみがつく．その日に最初に顔を合わせたとき，どちらが先に声を掛けられるか，話題を提供できるか，といったようにゲーム感覚でやるのもよい方法である．

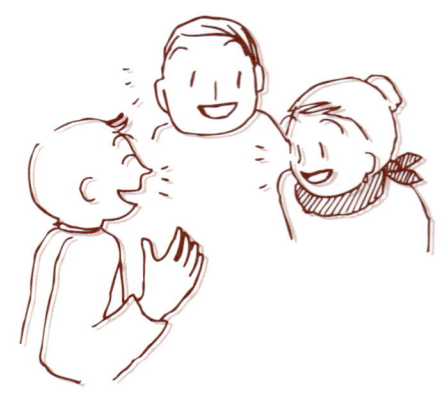

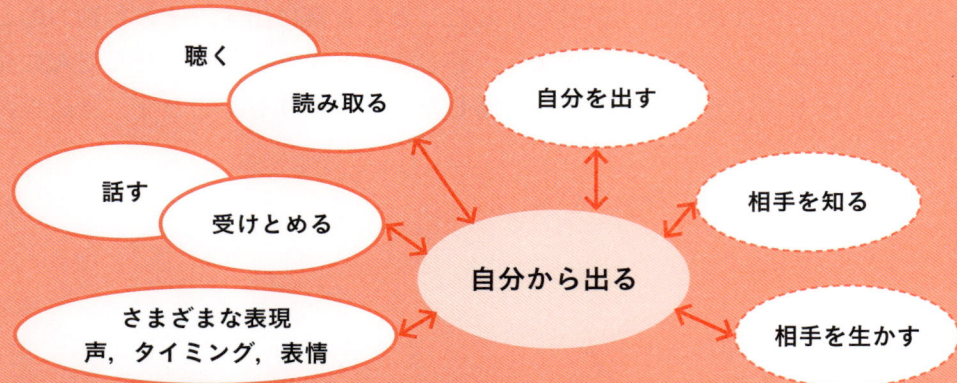

「自分から出る」という行動姿勢は，
身につけたコミュニケーション・センスとの相互作用で，高めていくことができる．

　その内容をつかみ，自分のものとしていくことが，自分に自信をつけ，自分から出る脳を育てることにつながっていく．
　コミュニケーション・センスを身につけ，相手と心が通じ合う楽しさ，自分の世界が広がる面白さを実感することが，自分から出ていくエネルギーを生み出していくのである．

2 相手を生かし，自分を生かす —アサーティブ・コミュニケーション— ②

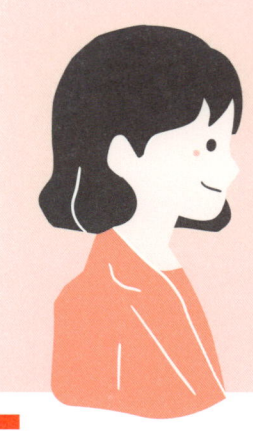

自分を出す
－相手を受けとめつつ，いかに自分を主張するか－

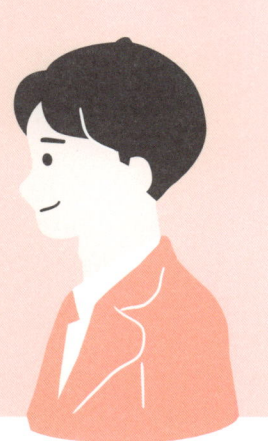

🧱 互いに認め合う

　コミュニケーションにおいて，相手の心を受けとめるということは，最も重要なことであると言ってよいだろう．しかし，それは自分を捨てて相手の言い分を認めるということではない．すなわち，相手の気持ちや考えばかりを尊重し，自分の気持ちを無理やり抑えたり，自分の考えを曲げたりするというようなことではないのである．お互いの心を伝え合い，認め合って，対等の権利をもった人間同士として，よりよい関係をつくっていくというのが，コミュニケーションの真の目標なのである．

　では，自分の気持ちや考えをしっかり主張することと，相手の気持ちや考えを思いやり受けとめることは，はたして両立するのだろうか．具体的な会話事例から考えてみよう．

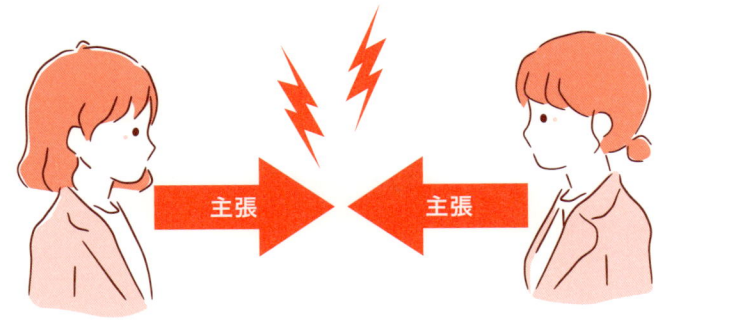
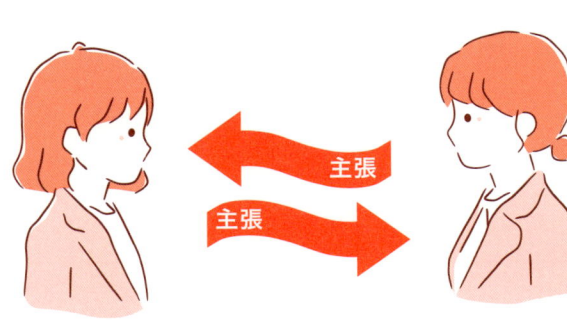

I コミュニケーションの基本センスをみがく　43

会話事例から考えてみよう　自分の気持ちや考えをどう主張するか

事例1 と 事例2 を，また 事例3 の 展開1 と 展開2 を比較し，対照的な結果になっている理由を考えてみよう．

事例1

　　（ギターを弾いている姉）
弟：あっ，ちょっと貸して．
姉：だめ．
弟：けち．
姉：だって，今やり始めたばかりなのよ．
　　あんたって，人が何かやり始めるとすぐ横取りするんだから……．
弟：じゃあ，もういいよ．
　　（部屋を出ていく）
姉：（しばらく弾いた後，弟の部屋へ）
　　耕ちゃん，終わったからもういいよ．
　　貸してあげる．
弟：（不機嫌そうに）
　　いらないよ．

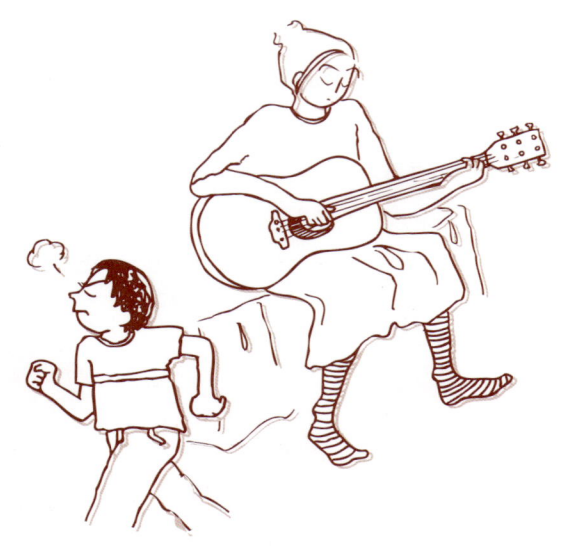

事例2

　　（昔のPCゲームをやっている兄）
弟：あっ，これ新しいの？　やらせて？
兄：これはすごく古いゲームなんだ．PCゲームが出始めたころのね．友だちにもらったんだ．
　　おもしろそうだろ？
弟：うん．やらせてくれる？
兄：ああ，いいよ．でもちょっと待ってろな．
　　今始めたばかりなんだから．
弟：うん．
　　（画面を見ながら）
　　ここんところ，ちょっと難しそうだね．
兄：そうなんだ，
　　さっきからなかなか通過できないんだよね．
　　ここやっつけたら，代わってやるからな．
弟：うん．
　　（兄と弟，なかよく相談しながらゲームを続ける）

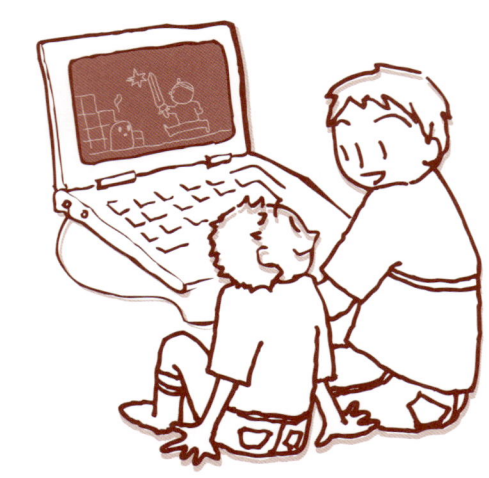

事例3

（花屋の店先．赤，白，紫……色とりどりの
サルビアの苗の前で）
A：きれいねえ．これにしようかしら．
B：サルビアね．私も好きよ．
A：（ローズ色のサルビアを手に取り）
　ねえ，これ珍しい色じゃない？
B：ほんと．でもあんまりさえない色ね．
　サルビアはやっぱり赤じゃない？

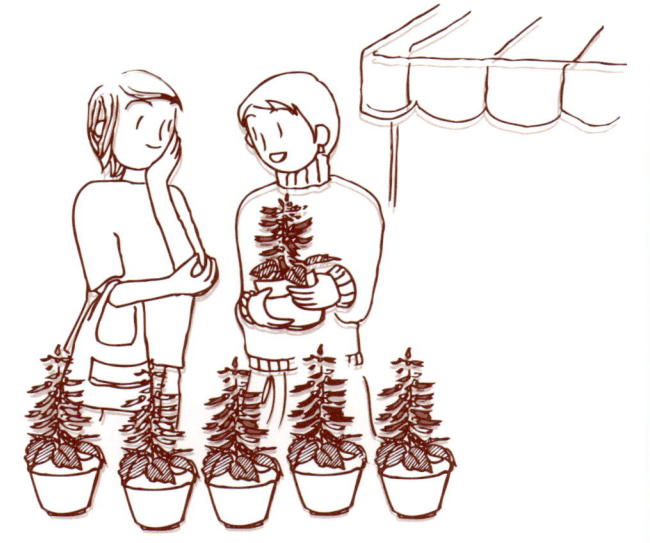

展開1

A：そうね．赤は華やかでいいわよね．
　いろいろあって迷っちゃうわ．
　私，ほかのも見てくるわね．
　（サルビアの前を離れ，ほかの花を見てまわる．
　しばらくして，）
　あら，もうこんな時間．遅くなっちゃったわね．
　帰りましょうか．
B：あら，買わないの．
A：うん，どれもちょっとピンとこなくて．
　時間とらせて悪かったわね．
B：私ならいいのよ．まだ時間あるから．
A：でもそろそろ子どもたちが帰ってくるころでしょ．
B：そう？　じゃあ……．

展開2

A：好みって人それぞれねえ．
　赤も華やかでいいと思うけど，私はこの色も悪くな
　いと思うの．特にうちの庭にはね．
　黄色のマリーゴールドの隣に植えたらいいんじゃな
　いかなって．
B：ふーん．
A：もう少しで青い矢車菊も咲くし，結構いい感じに
　なりそうなの．
B：うん，それは，すてきだわ．
A：そうでしょう．決めたわ．これにする．
　（店員に）すみませーん，お願いします．
　（Bに）ごめんね，待たせて．
B：ううん，全然．私も何か買いたくなっちゃったわ．
　ちょっと見てくるわね．

相手の気持ちを受けとめる

事例1 の姉も，事例2 の兄も，自分がやっていることをもう少し続けたいという気持ちはどちらも同じである．やり始めたばかりなのだから，無理もない．

相手の気持ちを大事にとはいっても，譲れないときはある．両者の違いは，その自分の気持ちを表現するときの相手に対する姿勢なのである．

事例1 の姉は，弟の申し入れに対して，まず「だめ」と拒否の姿勢を示す．そして，その理由を言うが，強調するあまりに「すぐ横取りをする」と弟の行動姿勢を常習的なものとして非難したのである．そのため弟は，姉には自分の申し出を受け入れる姿勢がなく，それは，自分に悪感情を抱いているからだと受け取ってしまう．そのため，弟は姉に対して心を閉ざしてしまい，その後，姉が声を掛けても応じなかったのである．

それに対して 事例2 の兄は，弟の申し入れに「いいよ」とまず受け入れの姿勢を示す．そうしてから，その受け入れの条件として，やり始めたばかりだから，少し待つようにと言う．弟は自分の気持ちが受け入れられたことで安心し，兄の示した条件を素直にのむことができたのである．

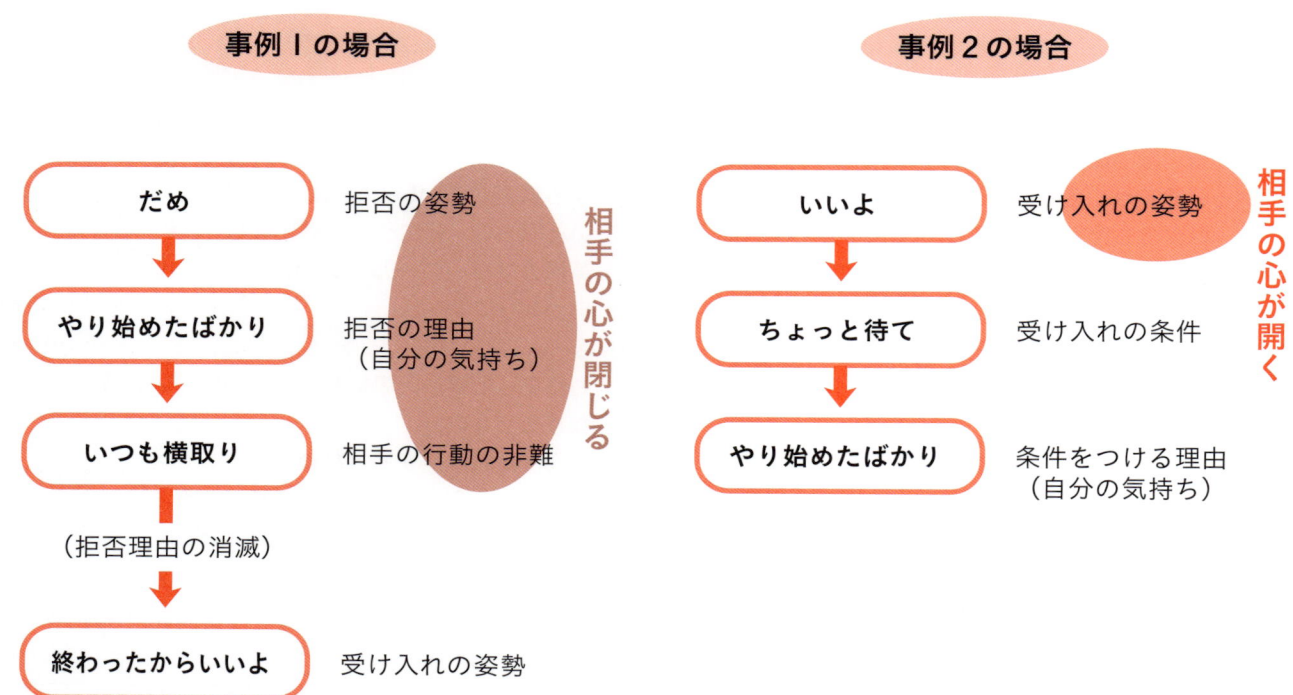

自分の主張と相手の主張がぶつかり合うとき，相手が自分の主張を受け入れてくれる（もしくは理解してくれる）かどうかは，相手の心が自分に対して開かれているかどうかが大きく左右する．開かれていれば自分の主張は相手に届くが，いったん相手の心が閉ざされてしまうと，届くまでには大変な努力が必要となる．したがって，

> 自分を主張するには，まず相手の心を開くということが大事なのである．そして，その相手の心は，相手の気持ちや考えを受け入れる（受けとめる）ことで開くのである．

　相手の気持ちや考えを受けとめる姿勢を先に示すか，後に示すか，些細な問題かのように思えるが，それは天と地ほどの隔たりがあるのである．

自分の論理をもつ

　自分の気持ちや考えを主張するための，もうひとつの大事なことは，自分の論理をしっかりもつことである．相手に引きずられたり遠慮したりして，その場しのぎの対応をするのではなく，自分の論理の中に相手の意見を位置づけていくことができなくてはならない．

　事例3 のAは，ローズ色のサルビアが気に入り，それを「珍しい色じゃない？」と表現した．ところがBは，Aの気持ちに気づかず無邪気に「さえない色」と切って捨ててしまったのである．
　それに対して 展開1 のAは，自分の本当の気持ちを言わなかった．反論してBと対立するのを避けるためである．そしてそのことをBに悟られないようにと，本心をごまかす言葉を重ねていった．
　一方，展開2 では，AはBの感覚を「赤も華やかでいい」と認めつつも，「この色も悪くない」と自分の気持ちをはっきり表現した．そして自分の花壇での配色計画を語った．それを聞いたBは配色という視点を得て，Aの選択に賛意を示したのである．この展開には，うそがない．AもBも本音で話し合い，しかも相手を傷つけることがなかった．
　展開2 のAが自分の気持ちや考えを表現する姿勢には自信がある．それは，Aが自分の主張にしっかりとした論理をもっているからである．

> 自分はなぜそう思うのか，どうしてそう考えるのか，それを見つめ直し，しっかりとした論理としてもつことが，自分を主張する姿勢と力とを生み出すのである．

「相手を受けとめつつ，自分を主張する姿勢」を支える人間観

展開2 のAの姿勢を支えるもうひとつのものは，人間観である．

「好みって人それぞれね」という言葉にそれがあらわれている．人にはそれぞれ異なった個性があり，平等な人間同士として尊重し合うべきものであるという人間観である．それは，自分の思うところ，感じるところはありのままに表現して何も恥じ入ることはなく，相手の気持ち，考えを尊重しながらも，自分をしっかり主張する力を生み出す人間観でもある．

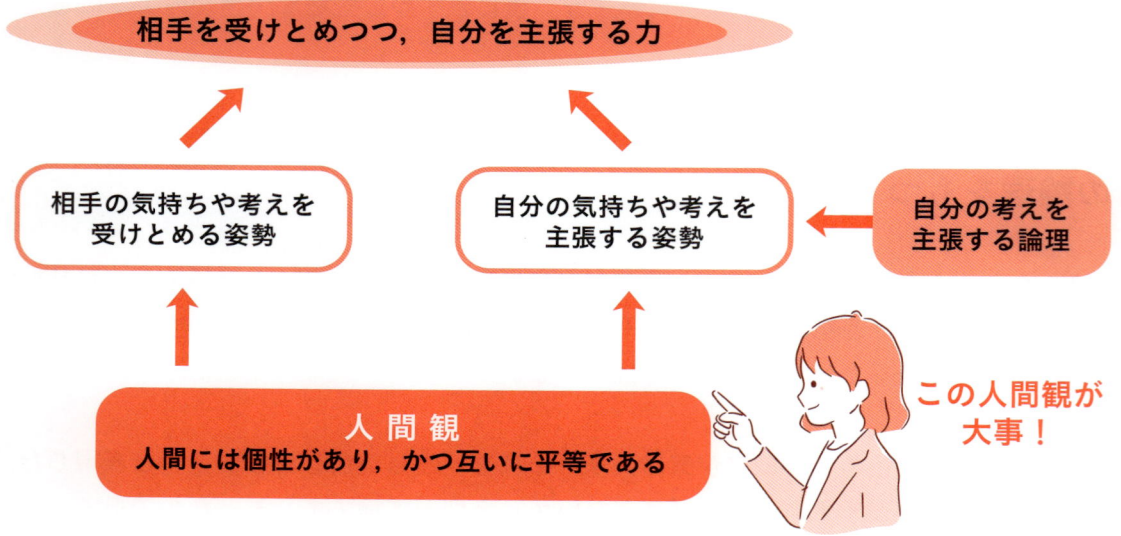

プラスメモ

本音を言うが傷つけない─反論・指摘・注意

相手を傷つけまいと思うあまり，自分の本音を言わない，相手の主張に反対でも反論しない，注意したくても注意しない，という人が少なくない．しかし，そのことが相手の誤解を生み，かえって人間関係を壊すということもしばしばある．

本音を言わないことは，自分自身の心の負担にもなっていく．

言葉をみがこう．相手を認めつつ，本音を出して反論する，問題点を指摘する，行動のしかたを注意する，その言いかたを工夫しよう．ポイントは，2つ．

　　①相手の人格を否定するような表現をしない　　②相手を思う表現を込める

①の例
　×「人のせいにするなんて，リョウタはダメだな」
　○「リョウタ，人のせいにするのはダメだぞ」

②の例
　×「できないから目標下げる？　そういう根性だから，何もやり遂げられないんだ！」
　○「できないから目標下げる？　お前の人生だぞ．本当にそれでいいのか？」

相手の気持ちを受けとめる主張に変えてみよう

気持ちを受けとめる主張に変えると，相手の反応はどう変わるかも推測してみよう．

① 母　（流行の服で出かけようとする娘に）
　　　近ごろの若い人って，なんでみんな同じようなかっこうをしたがるのかしら．あなたには，あなたの個性に合った服を着てもらいたいな．

　娘　私が何を着ていこうと，私の勝手でしょ．いちいちあれこれ言わないでよ． →

② A　自分の勝手で今日は行きませんなんて，当てにしてる側は困るだろう．ボランティアだからって，そういうのは無責任じゃないか．

　B　事情も知らないくせにえらそうに言うなよ．だいたいボランティア活動をしたことない君が，僕の活動を批判する資格なんかないよ． →

③ 妻　ごめん，今日はスーパーのメンチカツ買ってきちゃった．仕事が長引いて遅くなっちゃったもんだから．

　夫　オレ，スーパーの揚げ物好きじゃないんだよね．油っぽくてね． →

④ 上司　君，どうして勝手に報告書を出したのかね．出す前にどうして私に見せなかったんだ．

　部下　課長が，自分で考えてやれって言ったからですよ．それなのに，今度は見せなかったって叱るんですか？　出来が悪くて，自分の指導責任が問われると思うからですか？ →

　上司　近頃の若者は人のせいにばかりするんだな．自分で考えろとは言ったが，勝手に出せとは言わなかったぞ．いきなり部長に提出するなんて信じられん．
　　　我々の課の方向を考えるための報告書なんだ．課で共有するのが当たり前じゃないか． →

会話の展開を考えてみよう

相手の気持ちを受けとめつつ，自分の気持ちを伝える言葉を考えよう．
自分の言葉で相手がどういう気持ちになるかを推測しよう．

もうすぐ9時半
中学生の娘が帰ってこない．

母の気持ち
いつもより2時間も遅い
食事もせず，こんな時間まで？
スマホ持っているはずだし
何で連絡してこないのかしら
ちょっと遅すぎる
もしや，何かあったのでは？

娘の気持ち
試合のメンバー決めで遅くなっちゃった
練習計画立てるのにも手間取ったし
部長になって初めてだったから
あまりうまくいかなかった
疲れたなあ，おなかもすいたし
お母さん心配してるだろうなあ
スマホ忘れたから，連絡できなかった

そして，娘が帰ってきた．

展開1

娘：ただいま．
母：お帰り，遅かったじゃないの．
　　何時だと思ってるの，連絡もしないで．何かあったの？
娘：別に．
母：別にって，じゃあどうしてこんなに遅くなるわけ？！
娘：別にないから，ないって言ってるの．
母：何か言いたくないことでもあるの？！
娘：そんなことあるわけないでしょ！
　　あたしのこと信用してないのね！
　　（自分の部屋へ．激しいドアの音）
母：カオル！　ご飯は？
　　食べてないんでしょ？！
　　用意してあるからね，食べなさいよ！
娘：……

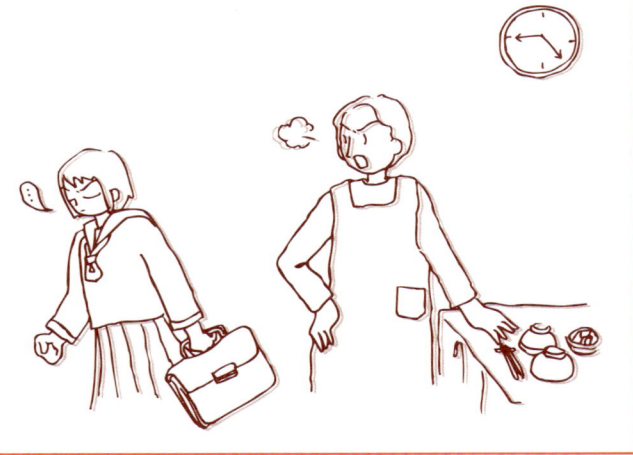

どこの家でもありがちな会話の例である．
これを，相手の気持ちを受けとめつつ自分の気持ちを伝える会話に切り換えてみよう．

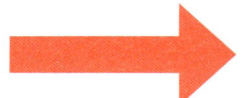

展開2　娘の気持ちを受けとめつつ，母親としての心配を伝える会話

娘：ただいま

母：

娘：

母：

娘：

母：

娘：

母：

娘：

母：

展開3　母親の気持ちを受けとめつつ，娘が自分の気持ちを伝える会話

娘：ただいま

母：お帰り，遅かったじゃないの．
　　何時だと思ってるの，連絡もしないで．
　　何かあったの？

娘：

母：

娘：

母：

娘：

母：

娘：

母：

言いにくいことをどう伝えるか—反論や問題点の指摘

例に挙げた表現を参考にして，☐の中の問いに応えてみよう．

反論する

- あなたがそう考えるのは当然だと思う．
  でも，こちらにも言い分があるの．
- あなたの意見はいつもすばらしいと思う．
  でも今日は賛成できない．
  なぜかと言うと……．
- さすが○○さんだ．
  反論するのに苦労するが，私の意見は……．
- 君の決断力にはいつも敬服している．
  しかし，今回だけはもう少し，慎重に進めた方がいいと思う．というのは……．

● 店長が出した効率重視の新しい方針には反対だ．自分は，今までの考え方が好きだ．どのように伝える？

反対じゃないけれど……

- それはたしかにいいと思う．
  でも，こっちだって悪くない．
- 君の言い分はわかった．気持ちはわかる．
  でも，もう一度よく話し合ってみてほしい．
  彼の主張にも一理あると思うんでね．
- あなたのことだから大丈夫と思う．
  でもどうしても心配でね．余計なことだと思うが，少し調べさせてほしい．

● 娘が選択した進路について心配がある．相談してくれなかったことも気になっている．自分の思いをどう伝える？

| 問題点を指摘する | 不採用 |

・論点は間違っていないと思う．もっと君の主張をはっきり出せればよかったな．
・大変おもしろいアイデアだ．しかし，多くの人に受け入れられるかという点では，不安が残る．

・あなたの仕事ぶりはとてもよかった．でも彼女の方が少しばかり上だった．
・なかなかいい企画だった．でも君には，もっと斬新なアイデアを出してほしかった．次を期待するよ．
・この作品は悪くはない．でも，君らしさが出ていないと感じた．もう一度やってみてくれないか．

- ●積極的だが失敗が多いＡ．慎重さが今ひとつ．今度の仕事は，社運を賭けた仕事で，失敗はできない．どう伝える？

- ●役の雰囲気と違うので採用できない．しかし演技の才能を感じるので頑張ってもらいたい．どう言う？

注意する・叱る

・君だから，ここまで言うんだぞ．
・こんなことで怒るなんて，あなたらしくないわ．
・君のいいところは，人の意見を素直に聞くことだと思っていたんだがね．
・あなたならできるはず．もっと自信をもってやらなきゃ．
・どうしたの？　あなたはこんな意地悪をする子じゃないはずよ．
・今日はどうしたんだい？　いつもの君じゃないね．

- ●注意深いＡが信じられないようなミスをした．どう声を掛ける？

コラム　心の4つの窓（ジョハリの窓；Johari Window）

　自分自身ならびに他者からみた自己の領域を表す概念であり，自己開示によって，自分自身の気づいていない領域を小さくしたり，隠している領域を小さくすることにより，開放領域を広げていくことが対人関係の進展や自己理解につながるとされている．

　自分に関するすべての事柄，すなわち態度，行動，欲求，あるいはそのときどきのさまざまな感情について，「自分が知っている／知らない」と「他者が知っている／知らない」の2つの次元によって分けると，4つの四角形の領域，開放，盲点，隠す，未知に分けることができる．これらの領域のかたちがあたかも窓のようであり，また米国の心理学者，ジョセフ・ルフトとハリー・インガム（Luft, J. & Ingham, H.）が対人関係について考え，提唱した概念であるので，2人の名前をとって別名「ジョハリの窓」と名づけられた．

　それでは，この4つの窓がどのような状態になれば，お互いに深くかかわり合っているといえるかというと，明らかに「開放された領域」，つまり自分が知っているし，他人に知られている領域が広いという状態である．相互にわかり合えている部分が広ければ広いほど，その人とお互いにわかり合う，深いかかわりがもてることになる．

　"開放された領域を広げる"ためには開放された領域を隠している領域の方に広げていくことが必要である．自分は知っているが相手は知らない，つまり隠している部分を，相手に知らせていくことである．これが自己開示となる．これはプライベートな秘密や人に知られたくないことを相手に話すのではなく，相手に対して感じること，相手は気づいていないことについて，思い切って相手に伝えていくことである．また，気づいていない領域の方へ開放された領域を広げていくことも必要である．これは他人から伝えてもらわないとできないことである．

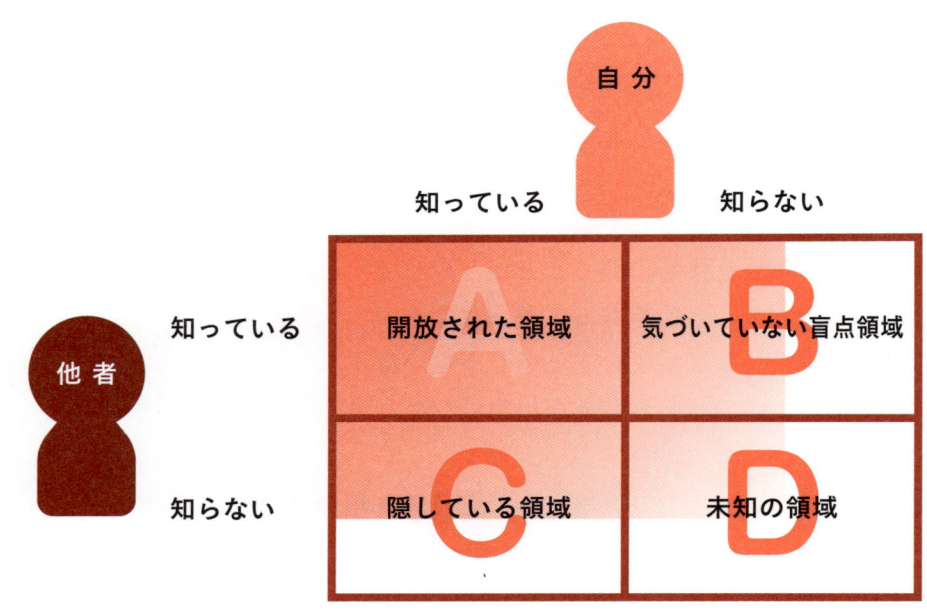

＜参考文献＞中島義明編：心理学辞典．有斐閣，1999．

2 相手を生かし，自分を生かす —アサーティブ・コミュニケーション— ③

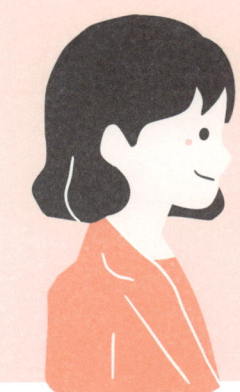
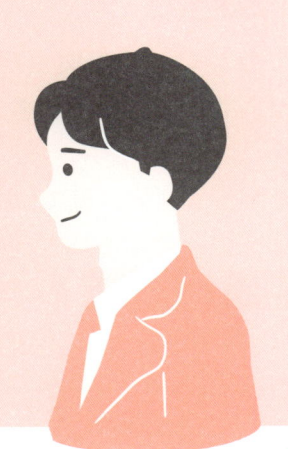

相手を知り，相手を生かす

◼ 簡単には「相手の身になる」ことはできない

お互い認め合い，理解し合うためのコミュニケーションを支えるのは，

人間は平等で互いに尊重されるべきもの であり **一人ひとりがそれぞれに個性ある存在** である，

という人間観である．一人ひとりを生かす，だれも犠牲にせず，相手も自分も生かすという人間観である．しかし，「相手を生かす」ことは簡単ではない．よかれと思ってやったことでも，相手には迷惑ということはしばしばある．

人間は，一人ひとりものごとに対する感じ方・考え方が異なる．感じ方・考え方は，それぞれが育ってきた自然環境，社会環境，人間関係，そしてその中での生活経験，行動体験により形成されてくるからである．何度も失敗を繰り返しそれを乗り越えた人と，乗り越えられなかった人，手痛い失敗を一度もしなかった人とでは，失敗についての感じ方・考え方は異なる．また，そのときに置かれた立場，状況によっても異なってくる．ひとつ屋根の下にいる親子，兄弟姉妹でさえ同じではない．

相手を真に生かすには，相手の心情を察し相手の側に立って，つまり相手の身になってものごとを考えることができなければならないが，それはそう簡単ではない．きちんとした人間観をもち，相手を受けとめる姿勢をもっていても，それだけでは，相手の言葉の背景にあるさまざまなものを読み取ることはできないのである．では，いったい，どうしたら相手の身になって考えられるようになるのか．そのためのコミュニケーションとはどういうものだろうか．

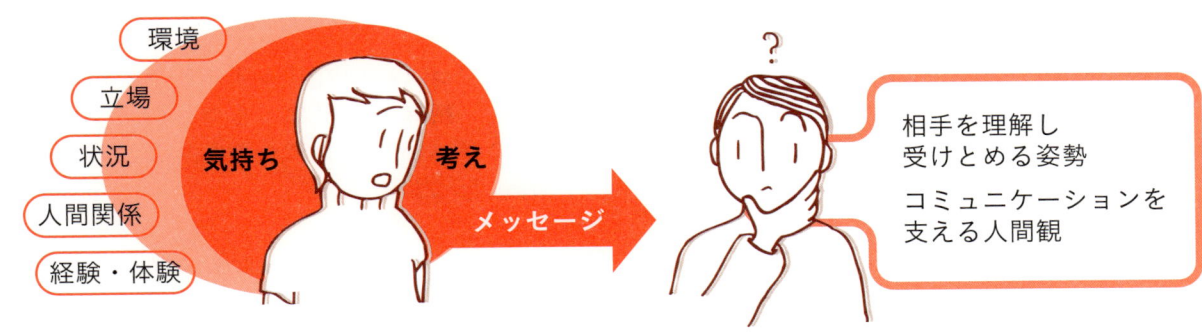

どうしたら相手の身になれるか

次に示すのは，専業主婦である母親にOLの娘が人間ドックの受診をすすめる会話である．

なぜか受診に乗り気ではない母親に，娘はどのように会話を進めていくのか．

展開1，展開2 を比較し，どうしたら相手の身になれるのか，そのためのコミュニケーションとはどういうものなのか，□ □ で示されたところに注目して考えてみよう．

事例「人間ドック受診のすすめ」

①	娘	そうそう，お母さんのとこに，人間ドックの案内来ていたわね．取り寄せたの？
	母	ああ，これ？ お父さんが受けてみないかって，持って来てくれたんだけどね．

展開1

②	娘	値段のわりに内容がなかなかよさそうじゃない？ 受けなさいよ．
	母	そう，急に言われてもねぇ．
③	娘	自分のためじゃない．思いきって受けなさいよ．
	母	1泊2日なのよね，これ．2日も家を空けるのはねぇ．
④	娘	たった2日のことじゃない．なんとかやりくりできるんじゃない．
	母	その2日が問題なのよ．主婦はいろいろと忙しいの．
⑤	娘	お母さん，市の健診だってずっと受けてないでしょ．忙しいとかなんとか言って……．
	母	今，別に身体の調子悪くないしね．それに，人間ドックは費用が高いし．
⑥	娘	病気になってからじゃ遅いのよ．お金なんて健康には代えられないわ．
	母	別に絶対受けないって言っているわけではないわよ．チャンスを見つけて，そのうち行くから……．
⑦	娘	そうやっていつもズルズル先へ延ばしているから，結局行き損なっちゃうのよ．案内が来たのがいいチャンスなのよ．この際，絶対申し込むべきよ．
	母	しつこいわねえ，あんたも．私の身体なんだから，ほうっておいてちょうだい．

展開2

②	娘	気が進まないの？
	母	1泊2日なのよね，これ．2日も家を空けるのはねえ．
③	娘	お父さんのことが心配？　それなら私，有休取って面倒見るわよ．有休余ってて，会社から取るようにって言われてるのよ．
	母	まあ，ありがとう．でも，お父さんもこのごろは結構自分でやるようになったのよ．
④	娘	ふーん．じゃあ，心配することないんじゃないの？
	母	ほかにもいろいろあるのよ．費用のことだってね．何も人間ドックに行かなくても，市の健診だってあるんだから……．
⑤	娘	お母さん，市の健診受けたことあるの？
	母	案内は来てるわ．でもなかなか時間が取れなくてね．
⑥	娘	健診，好きじゃないのね？
	母	そりゃそうよ．好きな人なんている？何か具合悪いところが出てきたら，いやじゃないの．
⑦	娘	具合悪いところが出てきたらって……．何か気になっていること，あるんじゃない？
	母	そりゃあ，この年ですもの．それなりにあるわ．
⑧	娘	生活習慣病のこと？
	母	まあ，そんなとこね．私だっていわゆるがん年齢になってきたんだしね．
⑨	娘	がんを心配しているのね．その気持ち，私わかるな．
	母	ほんと？
⑩	娘	そうよ．がんってむしろ若いほうがこわいじゃない．かかったらあっという間に進むっていうし……．だから会社の健診受けるときなんか，いつもドキドキなの．
	母	そう．アスカもそうなの．
⑪	娘	うん．でも自分の健康を守るのは自分だからね．万一，何か見つかったら自分で積極的に対策をとろうと思って……．今は，がんも早期発見すれば治るようになってきてるしね．
	母	へえ，あんた，意外にちゃんと考えているんだね．
⑫	娘	意外には失礼でしょ．私ももう26よ．でも，お母さんもそう思わない？
	母	積極的に対策をとるってこと？
⑬	娘	うん．
	母	そりゃ，まあねえ．（パンフレットを手にとって見始める）
⑭	娘	お父さんも，お母さんの身体のこと心配しているんだから……．
	母	そうかしら．
⑮	娘	そりゃそうよ．そうでなければ，こんなパンフレット持って来ないわ．
	母	……
⑯	娘	それにしても，お父さん，よくこんないいコース見つけたわよね．骨密度とか体脂肪率とかの検査も入っているし，中年女性にぴったりじゃないの．
	母	そう，内容はなかなか充実してるみたいだわね．アスカもそう言うなら，受けてみようかな．お父さんの気持ちにも応えなくちゃいけないしね．

相手を知り，相手を生かすコミュニケーション

相手の身になるということは，相手のためを思うことと同じではない．
展開1の娘は，母親のためを思っていたが，行動として表現されたものは，相手の身になって考えられた行動ではなかったために，かえって母親の心を閉ざす結果となってしまった．娘の行動は，母親への指示，自分の考えの押しつけ，母親の気持ちの否定であった．娘は母親の心を引き出し，受けとめることができなかったのである．

相手の身になるということは　　**相手を知り，相手を生かすように行動すること**　　である．

そして，それを実現するのが　　**質問する**　　という行動である．

質問する　……　**相手を知る**

相手の身になって考え，相手を生かすように行動するには，まず，相手を知らなければならない．
相手の気持ちや考え，そして行動のしかた，またそれらの背景となっている相手の立場や状況，人間関係や生活環境，行動体験など，そうしたことをとらえなければ，真に相手を生かすことはできない．
その相手を知るためのコミュニケーション行動が「質問」，**展開2**の　　の部分（下記②〜⑫）である．

②	気が進まないの？
③	お父さんのことが心配？
④	心配することないんじゃないの？
⑤	市の健診受けたことあるの？
⑥	健診，好きじゃないのね？
⑦	何か気になっていること，あるんじゃない？
⑧	生活習慣病のこと？
⑫	お母さんもそう思わない？

質問の目標 ・・・・・・・・ 相手の心のうちをとらえ，自己決定に導く手がかりを得る

「質問」は詰問（追い詰めるような質問）であってはならない．

相手の言葉の端ににじみ出たものから，立場や状況，心情などを推測し，それを理解し受けとめながらそのことを材料としてまた質問をする．そうした質問を重ねることによって，相手の心情やその背景となる状況を，無理のない形でとらえることができる．

そうしてとらえた相手の心のうちやその背景となる状況を手がかりとして，相手を生かす手立てを探っていくのである．

自己決定を助ける ・・・・・・・・ 相手を生かす

相手を生かすということは，自分の思いや考えを押しつけることなく，相手を主体的に行動させることである．その人自身が判断し，自身の力で行動できるようにすることである．自身が納得しなければ不満が残り，自己決定しなければ責任転嫁の姿勢が残る．相手を真に生かすには，自己決定を援助するためのコミュニケーション・センスが不可欠である．

下表は 展開2 の　　　で示した部分，母親の自己決定を助けるために娘が行ったコミュニケーション行動である．右下に示した「自己決定を助けるためのコミュニケーション行動」のどの類型にあたるだろうか．線でつないでみよう．

③	私，有休取って面倒見るわよ
⑨	がんを心配しているのね その気持ち，私わかるな
⑩	がんってむしろ若いほうがこわい かかったらあっという間に進む 会社の健診受けるときなんか，いつもドキドキ
⑪	自分の健康を守るのは自分だからね 自分で積極的に対策をとろう がんも早期発見すれば治るようになってきてる
⑭	お父さんも，お母さんの身体のこと心配している
⑮	そうでなければ，こんなパンフレット持って来ない
⑯	お父さん，よくこんないいコース見つけた 骨密度とか体脂肪率とかの検査も入っている 中年女性にぴったり

自己決定を助けるためのコミュニケーション行動

- 相手の気持ち・考えを理解し受けとめたことまた，受けとめる姿勢の表現
- 共感の意の表現
- 支持し協力する姿勢の表現
- 情報の提供
- 助言
- 経験の伝達
- 提案
- 経験からの心情の表現
- 自分の考えや意見の表現

コミュニケーションをレベルアップするための3つの要素

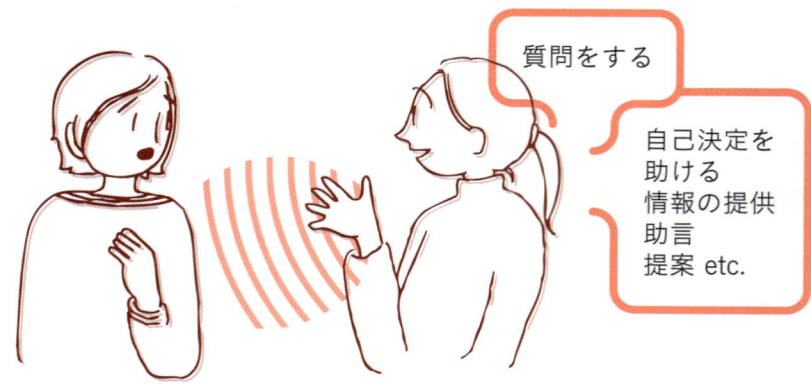

行動経験

　展開2 で娘が母の心情を理解したのは，娘が母と共通の不安を抱いていた経験があったからである．また，母が娘の助言を受け入れる気持ちになったのも，娘が自分の経験を母に語ったからである．

　共通の体験・経験は，相手の心情の理解を深めるものになる．相手の言葉の端から，その相手の心情や立場，状況などを推測する力となる．心の痛みを経験した者は，相手の心の痛みを，失敗のつらさを経験をした者は，相手の失敗のつらさを理解できる．自分の経験は，すべてコミュニケーション行動の糧となる．

観察

　展開2 の娘が母に，④で協力を申し出たのは，日ごろの父の行動と母の気づかいを見ていたからである．また，⑭⑮で母にパンフレットを持ってきた父の気持ちを推測したのも，日ごろの観察によって，父の母に対する思いをとらえられていたからである．

　会話のその場における観察は言うまでもないが，日々の生活の中で，相手の心情やその背景となるさまざまなものをとらえておくことが，会話の場での対応を大いに助ける．

いいとこ見つけの姿勢

　あら探しの反対，相手のいいところを見つけ，それを積極的に相手に伝える姿勢である．悪いところを注意することは多いが，いいところを積極的にほめることはなかなかしないものである．その姿勢を切り替えることは，相手を生かす力を飛躍的に伸ばすことになる．

　自分のいいところを他の人に認められると自信が生まれる．そして，その自信は主体的に行動するエネルギーを生むのである．また，自分を認めてくれたその人に対して心を開き，その人の言葉を受け入れる姿勢が生まれるのである．

　次の①②のように言われたときの気持ちを想像してみると，そのことが理解できるだろう．

〈テニス指導〉

① だめ，だめ．何やってんだ．
　振り切ってない．
　だからコートの外に飛び出しちゃうんだ．
　もっと振り切る練習をしろ．
　身体が覚えるまでやれ．わかったな．

② よーし，いいぞ．
　ボールに追いつけるようになったな．
　あとは，しっかり振り切ればいい．
　きちんと身体が覚えるまで，毎日振り切る練習をしろ．
　頑張れよ，もう少しだ．

■ いろいろな質問のしかた

相手を知るための質問には，答えに制約をつけない オープン・クエスチョン と，答えの的を絞る クローズド・クエスチョン がある．クローズド・クエスチョンは，さらにその方法により，いくつかの型に整理されている．

A. オープン・クエスチョン

「これについてどう思う？」「何かご要望はありますか？」など，的を絞らず，相手に自由に語らせる質問の方法．相手の反応から，心情，立場，状況などをつかむための手掛かりを得られる．また，相手を尊重しているという姿勢を示すことができる．

B. クローズド・クエスチョン

回答のしかたに条件をつけ，回答範囲を狭く限定する質問の方法．
狭義には，1の ハイ-イイエ型 を指すが，回答範囲の限定のしかたは2～5のようなバリエーションがある．

B-1 ハイ-イイエ型 選択型	YES，NOまたは用意した選択肢の中から答えを求める質問． 「A？」「A？ それともB？」「A，B，Cのうちどれ？」 相手の立場や状況，決断の結果などをはっきりとらえるのに効果的．しかし，相手の心情をたずねる場合に使うと，相手を追い詰めてしまうこともあるので，注意が必要． p.57　⑤「市の健診受けたことあるの？」
B-2 繰り返し型	相手の言葉を繰り返しての質問．いわゆるオウム返し． 　「私，ピーマン嫌いなの」 　「えっ，ピーマン嫌いなの？」 相手の述べたことを確認するのに有効だが，心情のとらえかたが浅くなる傾向がある．また連続して使うと，機械的に聞き返していると思われる．
B-3 推測確認型	相手の心情を推測し，それを自分の言葉で言い直して確認する． p.57　②「気が進まないの？」 　　　③「お父さんのことが心配？」 　　　⑥「健診，好きじゃないのね？」 　　　⑦「何か気になっていること，あるんじゃない？」 　　　⑧「生活習慣病のこと？」 推測が間違っていれば相手が修正するので，相互理解を深めるのに効果的．相手の心情を理解しようとする姿勢も伝わる．
B-4 ポイント誘導型	問題の的や方向を絞って，相手の心情を引き出そうとする質問． 相手の考えや気持ちがだいたいわかってきたときに使うと効果的． 　「～すればいいってわけ？」「～だと思わない？」 というように． p.57　④「心配することないんじゃないの？」 　　　⑫「お母さんもそう思わない？」

何をたずねますか，どうたずねますか？

1 前ページの質問の型に沿って，質問をしてみよう．
そして，それぞれの質問に相手がどう反応するか，推測してみよう．

相手の言葉	質問	相手の反応を推測
例（菓子店で） 大事な方に差し上げたいんだけど，お薦めのものありますか？	A　こんな感じのものというようなご要望はありますか？ B-1　お薦めのものですか？ B-2　すぐ召し上がるものか，日持ちするものか，どちらがよろしいですか？ B-3　和風のものがよろしいでしょうか？ B-4　これとこれの詰め合わせではいかがでしょう．	
①どうしてもやれって言われればやるけど，この仕事はどうもね．	A B-1 B-2 B-3 B-4	
②学生時代は楽だったな．勉強さえしてればよかったんだから．会社勤めって厳しいね．	A B-1 B-2 B-3 B-4	
③父さんひとりじゃ大変だろうから一緒に住もうって，息子が言ってくれてるんですがね．ここには長いこと住んできたものですから．	A B-1 B-2 B-3 B-4	

2 インタビューをしてみよう

相手の気持ちや考えを引き出し，相手を理解するための質問のしかたを考える．

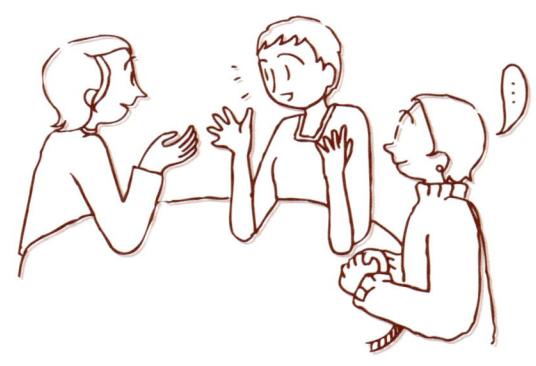

3人一組で	1．聴き手，話し手，観察する人を役割分担して行う． 2．3人がそれぞれ3つの役すべてを経験するように，3回やる（できれば，3回とも違うメンバー構成で行う）
テーマは	次の7つから，好きなものを選ぶ． ・一番感動したこと ・とっておきの思い出 ・やってみたいこと ・家族，または家族の中のひとりについて ・最近腹が立ったこと ・今，興味をもっていること ・今，心配していること，気になっていること．
進めかたは	1．まず聴き手がテーマについて質問するところからスタート． 2．話し手は，目の前の聴き手に対して話す，ということを忘れずに．スピーチではない． 3．聴き手は，話の展開に応じて，話し手がうまく話を進められるように，また話し手の気持ちを引き出すように質問する． 4．観察者は2人の話には加わらないように．話し手，聴き手の話しかた，聴きかたについて，しっかり観察する．
終了後に感想文	1．聴き手，話し手，観察者のそれぞれの立場から，感じたこと，考えたことを書く． 2．3回終わってから書くのではなく，必ず1回のインタビューが終了するごとに書く．

Ⅰ　コミュニケーションの基本センスをみがく

生活の中でのステップアップ

相手を知り，相手を生かすセンスをみがくために

● 身のまわりで，いろいろな世代，いろいろな仕事の人を探して，話を聴いてみよう．
いろいろな経験，いろいろな感じかた，いろいろな考えかたにふれよう．

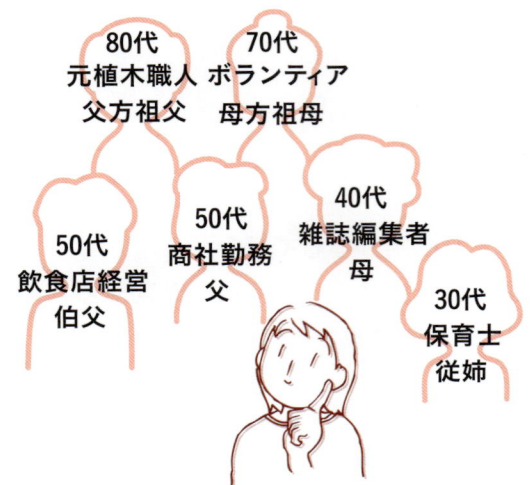

● 相手のいいところを見つける練習をしよう．

> 父は，母に小言を言われても感情的にならない．

> A子は，中学のときから子供食堂でボランティアを続けている．

> B男は皆が沈んでいると冗談で笑わせてくれる

> C先生は，どんな質問でもバカにしないできちんと答えてくれる．

● 行動経験を豊富にしよう

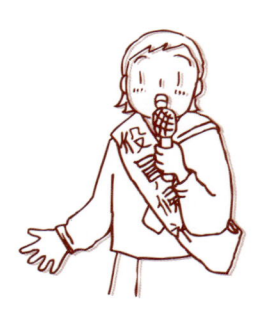 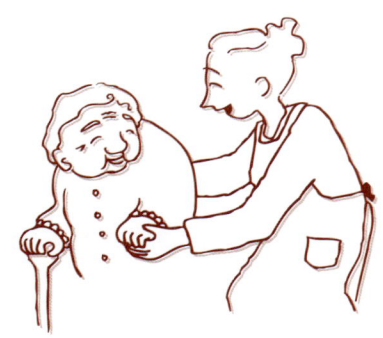 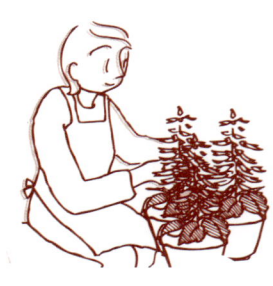

● インタビュアーのたずねかたを観察しよう

スポーツの試合後の選手や，大きな賞を獲得した俳優や作家などへのインタビュー．インタビュアーたちは，どのような言葉で聞き出しているだろうか．観察してみよう．
相手が「はい」としか答えようのないようなたずねかたは落第である．

> 甘く入った球を打たれ，あわや逆転負けというところ，外野のファインプレーで勝利をつかんだ投手に，
> 　　Q　：ファインプレーの外野手に感謝というお気持ちでしょうか．
> 　　投手：はい．

うまくないなと感じたとき，自分ならどうたずねるかを考えてみよう．

コラム 「たずねる」ということについて

　コミュニケーションにおける最も基本的な要素は，「きく」と「話す」である．
　「きく」には，聞こえてくる音を受け取るという意味合いの「聞く（hear）」と，意識して相手の話すことを「注意深く受けとめる」という意味合いの「聴く（lesten）」がある．
　そしてもうひとつ，「きく」には，「たずねる（尋ねる）」という意味の行動がある．「問う」「質問する」という意味で，英語では「ask」，相手から情報を得ることである．
　「たずねる（尋ねる）」は，自分が知りたいと思っている情報を相手から得るための行動であるが，これは，興味本位からのものでなく，相手の世界を知りたい，相手を理解したいという誠実な姿勢から生み出される行動でなければならない．なんとかきき出さなければと思うあまり，「尋問」になったり，次々と矢継ぎ早にたずねたりして，相手をうんざりさせてはいけない．

　《「たずねる」ときのポイント》
　・相手が答えやすい雰囲気づくりをする．
　・質問は，相手がわかるように，簡潔で明確に．
　・相手の気持ち，相手のペースを尊重する
　・相手から学ぼうとする誠実な態度で臨む
　・先入観をもたずに，白紙の気持ちで相手の話題に耳を傾け，内容をたずねる
　・答え（応え）が不明なときは，自分の尺度で判断せずに相手に確認する

　インタビュー名人が，ゲストからさまざまな話を引き出す行動は大いに参考になる．かつて，インタビューの名手といわれた人が，「質問は3つしか用意しない」と語っていた．まず，そのうちの1つを選んで質問したあとは，1つ目の質問に相手が答えてくれたことの中から見つけてたずねるようにしているという．そうすると，相手は自分の話に関心を寄せてくれていると感じて，だんだんといろいろなことを話してくれるようになり，思いもよらぬ話が聞けることが多いという．残りの2つをたずねるかどうかは成り行き次第．質問できてもできなくてもよい．相手が気持ちよく話してくれればそれでよいという．
　「たずねる」という行動の目標のひとつは，そこにある．「相手が自分から話す」「自分から話したくなる」ように，たずねることができるようになることである．

　しかし，看護のコミュニケーションにおいては，それが最終の目標というわけにはいかない．むしろここからがスタートである．なぜなら，看護のコミュニケーションにおける「たずねる」は，患者に適切なケアを行うために，患者から必要な情報を得るための行動だからである．たずねるべきことをたずね，それに対する答え（応え）を得る必要がある．
　患者から必要な情報を得るための「たずねかた」，そのありかたは，看護のコミュニケーションにおける大きな課題である．

コラム　コミュニケーションの構成要素

コミュニケーションは，
①送り手（話し手），②メッセージ，③伝達経路，④受け手（聞き手），⑤フィードバック，で構成されている一連の過程である．

コミュニケーションは，相互関係のプロセスであり，一方通行ではない．下図のようにそのプロセスは循環し，フィードバックが新たな刺激となり，繰り返される．

- **送り手（話し手）**：メッセージを受け手に伝えようとする人．1対1のコミュニケーションでは，その役割は受け手と順次交代し，お互いに送り手の役割を果たす．
- **メッセージ**：送り手が受け手に伝達する内容であり，送り手の考え，感情，体験を言葉での表現（言語的メッセージ）と言葉以外の表現（非言語的メッセージ；表情や声の調子，身振り・手振り）を組み合わせて用いられる．
- **伝達経路**：メッセージを伝達する道筋を指す．伝達経路としては，人間の五感（視覚，聴覚，触覚，嗅覚，味覚）すべてを経路とする．
- **受け手（聞き手）**：送り手から送られてくるメッセージを受容し，自己の思考や経験，感情などに基づいて解釈する．その内容をふまえて新たなメッセージの送り手となる．
- **フィードバック**：メッセージの意図する内容が送り手と受け手の間で共有されたかどうか認識する方法である．

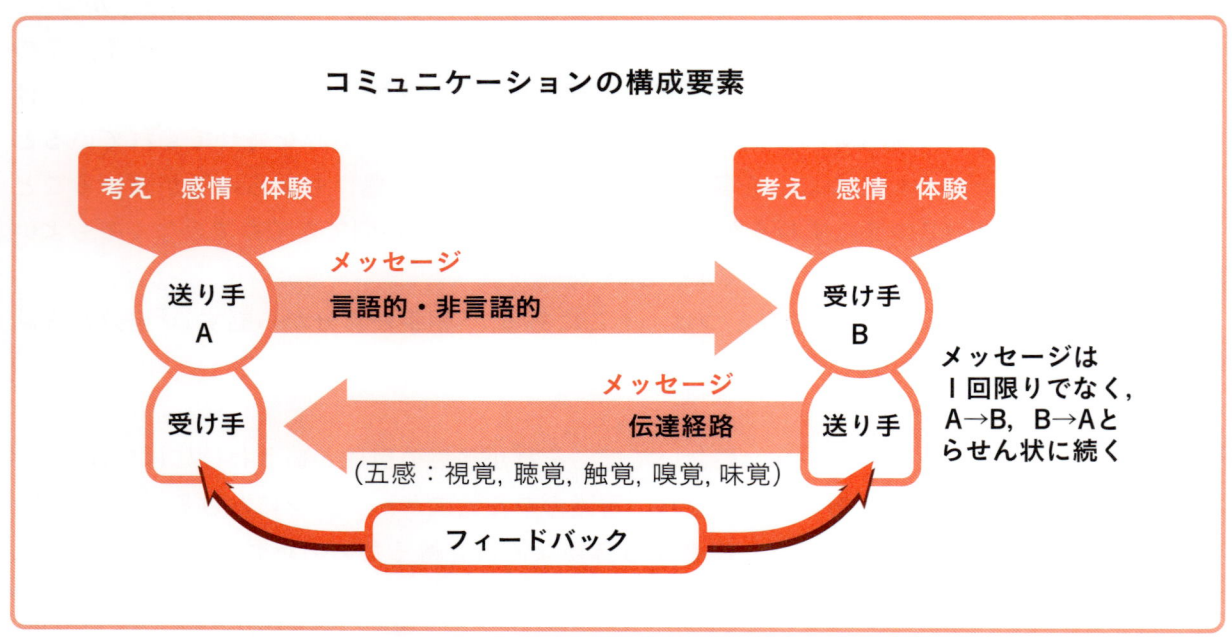

コミュニケーションの構成要素

3 表現のセンスをみがく

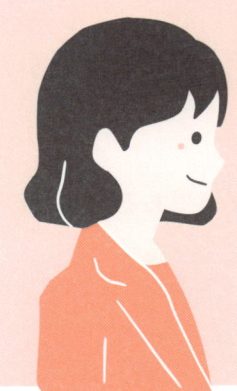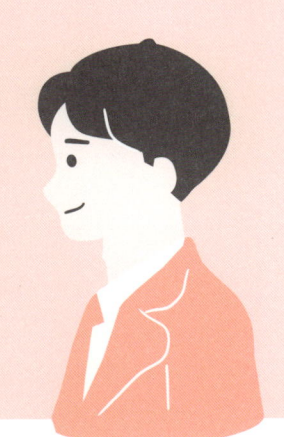

表現のセンス 8つのポイント

学習はどこからでも始められる．
興味・関心のあるところから，トライしよう．

- **1．声，話しかた**
  大きさ，発音，話す速度
  間の取りかた
  69

- **2．目，表情，身体で表現**
  表情，視線，うなずき，
  位置，距離，姿勢
  70

- **3．オープン・クエスチョンと
  クローズド・クエスチョン**
  72

- **4．呼びかけ と あいづち**
  74

- **5．5W1H**
  要素，順序，区切りかた
  77

- **6．メール・チャット**
  文字だけのコミュニケーション
  79

- **7．敬語・丁寧語**
  80

- **8．仲間・仕事・世代と言葉**
  83

言語的コミュニケーションと非言語的コミュニケーション

　コミュニケーションには大きく分けて，言語的にメッセージを伝える手段と非言語的にメッセージを伝える手段とがある．実際面では，言語的コミュニケーションと非言語的コミュニケーションは，同時に用いられることが多い．

　米国の心理学者のアルバート・メラビアン博士は，コミュニケーションの三大要素である言葉，声，しぐさのそれぞれがもっている影響力の割合について，下のような研究成果を発表している．
　　　言葉によるメッセージ＝実際に話された内容がもつ影響　　　7％
　　　声の調子によるメッセージ＝話しかたがもつ影響　　　　　38％
　　　視覚的メッセージ＝動作，表情，顔色，しぐさによる影響　55％
　これは，3Vの法則（7－38－55ルールとも）と呼ばれ，コミュニケーションにおいては，言葉以外の話しかたや表情，しぐさなどを総合することにより，相手の真意をとらえているということであり，非言語的コミュニケーションは，言葉以上に働きをもつものであることを示している．

●言語的コミュニケーション（英：verbal communication）

　verbalというのは言葉という意味である．人間社会の特徴は，言語というコミュニケーション手段をもっていることである．言語的コミュニケーションの理解には，高い認識力が必要である．単に言葉の意味とその組み合わせだけではなく，その言葉が発せられた状況や，その人の生活体験や世代によって意味する事柄の違いなども含まれた，深い内容があるものだからである．同じ言葉で表現されても，意味する内容が異なることも往々にしてある．

　言語的コミュニケーションには，言葉を媒介するものであるという点で，手紙やメールなどの通信手段も含まれる．また，手話も，動作表現が言葉に対応しているので言語的コミュニケーションに位置づけられる．

●非言語的コミュニケーション（英：nonverbal communication）

　人間は，自分の考えていることや感情などをすべて言葉にして話すわけではなく，多くのことを非言語的（nonverbal）な手段で伝えている．
　具体的には，下記のようなものがあげられる．
　　　・抑揚，リズム，間‥‥‥‥‥‥‥‥‥‥‥‥‥‥言葉の意味を明らかにすることなどに関与
　　　・声の調子，声の高低，声の強弱，速度‥‥‥‥‥感情表現や言葉の補足への関与
　　　・しぐさ（身振り），タッチング‥‥‥‥‥‥‥‥感情表現や言葉の補足などに関与
　　　・表情，うなずき，アイコンタクト‥‥‥‥‥‥‥感情表現や言葉の補足などに関与
　　　・距離，位置関係，姿勢‥‥‥‥‥‥‥‥‥‥‥‥人間関係や感情表現への関与
　　　・服装，装飾品，化粧，ヘアスタイル，香り‥‥‥人間関係や感情表現への関与

　　　★ 身体を使った手段については，ボディランゲージとも呼ばれている．

● 表現のセンスをみがく

1 声, 話しかた―大きさ, 発音, 話す速度, 間の取りかた

こころよいコミュニケーションを支えるのが, 話しかた.

　話す速度・・・・速すぎないか
　間のとりかた・・話の区切りがついているか, だらだらと話していないか
　声の大きさ・・・相手や場所に応じて, 聞き取れる大きさで言っているか
　発音・・・・・・言葉がはっきり聞き取れるか
　語尾・・・・・・最後まではっきり言っているか
　抑揚・・・・・・単調でないか. 調子に変化があるか

自分はどのように話しているだろうか.
相手は聞き取ることができただろうか.

1. 自分が話しているのを聞いてみよう（スマホやビデオカメラを利用して）

- 友だちと会話しているところを録音する.
- 話しかたを, 提示したポイントでチェック.
- お互いの話しかたを比較し,
  よいところ, 修正すべきところを整理する.

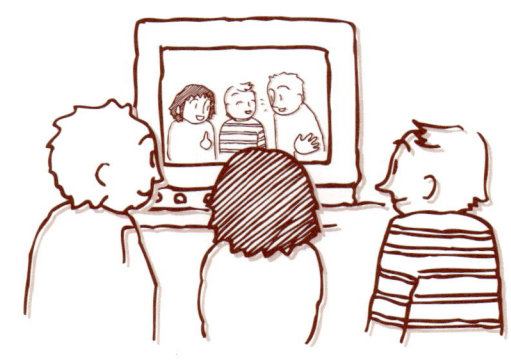

2. 目標を見つけて, 練習しよう.

- 聞き取りやすい, また感じのよい話しかたをする人を見つけて, モデルにしよう. モデルの話しかたを, 上の6つのポイントでチェックしよう.
  （映像が使用できる場合は, それを利用して）
- 自分の欠点に気をつけて, 話すようにしよう.

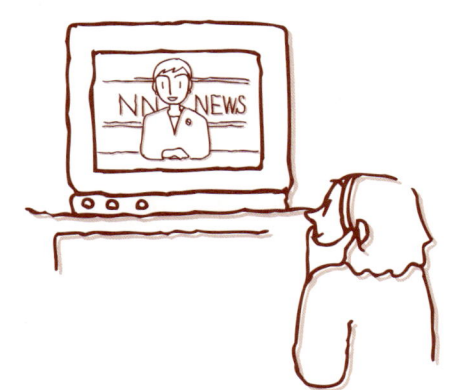

- 表現のセンスをみがく

2 目，表情，身体で表現──表情，視線，うなずき，位置，距離，姿勢

鏡の前で研究しよう

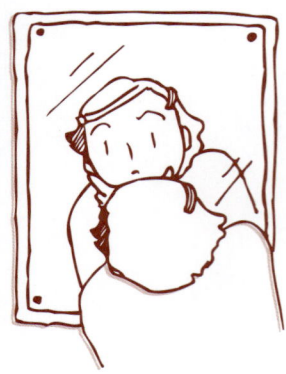

自分はどんな顔をして言っているのか
相手からはどう見えるのか
鏡の向こうに相手がいると思って話をしてみよう
鏡の中に見えるのは，相手が見ているあなたである

1. まず，いつもの表情・しぐさで言ってみよう．
   つぎに，感じがよいと思う表情，しぐさを工夫して言ってみよう．

   《言ってみる言葉の例》
   - おはようございます
   - ありがとうございます
   - ごめんなさい/すみません
   - わかりません/知りません
   - 大丈夫ですか？
   - 何かご用ですか？
   - では，これで失礼します

2. いろいろな姿勢・態度で言ってみよう．

   - まっすぐ相手に向かって
   - 斜めに構えて
   - 首だけ相手の方を見て
   - 歩きながら
   - 立ち止まって
   - 椅子から立ち上がって
   - 椅子に座ったまま
   - 机に肘をついて

3. いろいろな見かたをして，そのときの印象をつかもう．感じのよい見かたを探ろう．

   - 笑顔で見る
   - おだやかに見る
   - まじまじと見る
   - 鋭く見る
   - まっすぐ見る
   - 上目づかいでみる
   - 横眼で見る
   - 伏し目がちに見る

🔲 仲間と一緒に研究しよう

いろいろと試してみて，お互いに感じることを言い合おう．
どうしたら感じがよくなるか，工夫してみよう．

1．話をするときの場づくり

- ●相手との間隔　　　　　ちょうどよいと感じる位置
　　　　　　　　　　　　遠すぎる，近すぎると感じる位置

- ●相手に対する方向　　　正面，左右，斜め前，斜め後ろ，後ろ

- ●目線の高さ　　　　　　相手と同じとき，高いとき，低いとき

- ●視線の合わせかた・タイミング
　　　　　　　　　　　　２人で話しているとき，多人数で話をしているとき

2．表情・しぐさで，どれほど気持ちを伝えられるか

- ●マスクをつけ，目だけで表現しみよう
　　うれしい/楽しい　　　心配している　　　怒ってる　　　不信感

- ●表情，うなずき，しぐさで表現してみよう
　　相手の意見に対して………………それはいいね　　まあ，いいんじゃない　　賛成できないな
　　心配事がある相手に………………元気出して　　　力になるよ　　　　　　一緒に考えよう
　　今いい？（話しかける相手に）………いいよ　　　　ごめん，あとで

3．その他，調べてみたいことなんでも

Ⅰ　コミュニケーションの基本センスをみがく

- 表現のセンスをみがく

3 オープン・クエスチョン と クローズド・クエスチョン

1．聞きかたで変わる会話の展開

同じテーマでも，聞きかたによって相手の返事は変わる．ときには，会話がまったく違う展開になっていく．質問のしかたでどうして応えかたが違ってくるのか，話し合ってみよう．

有名なピカソの『泣く女』の絵の前で

Aさんの質問	Bさんの返事
Q1 この絵をどう思う？	ピカソの視点ってすごいな，って思います． ただ，絵としてはあまり好きではないです．
Q2 この絵の色彩をどう思う？	不思議な色使いですよね． 顔の中心をどうして白と青にしたのかな．
Q3 この絵の色彩を素晴らしいと思わない？	う～ん，僕はあまり好きじゃないんですよ． 僕はモネのような淡い色使いが好きなんです．

2．オープン・クエスチョン ＋ クローズド・クエスチョン

　制限をかけずに自由に答えを求めるオープン・クエスチョン，「～ということをどう思う？」「○○？　それとも××？」と条件をつけ，相手の答えの範囲を絞るクローズド・クエスチョン．
　オープン・クエスチョンとクローズド・クエスチョンをうまく組み合わせて使うと，相手の気持ちを引き出すことができる．下は，ディズニーシーに行った3人（A，B，C）に対しての質問と，その答え．最初の質問はオープン・クエスチョン，2番目3番目は的を絞ったクローズド・クエスチョン．

「ディズニーシーに行ってきたの」

質　問	A	B	C
1 どうだった？	うん，すごく楽しかった	また行きたいな 今度一緒に行かない？	平日だったから空いててよかった
2 何がよかった？	○○がよかった． スリル満点！	△△がおすすめ． 絶対楽しいよ	家族全員で行けたし… 父と出かけたの久しぶり
3 ディズニーランドと比べてどう？	比較するのは難しいな． 好きずきじゃない？	私はやっぱりランドだな	どっちもいいけど，シーのほうが少し大人向きかな

Q あなたなら，1の「どうだった？」に対するA，B，Cの答えに対し，次に何を，どう質問しますか．オープン・クエスチョン，クローズド・クエスチョンを意識して考えてみよう．
　★オープン・クエスチョン，クローズド・クエスチョンについては，p.61「いろいろな質問のしかた」参照

3. オープン・クエスチョン と クローズド・クエスチョン の使いかたを練習しよう

次の会話事例について、　　　で示した質問を，オープン，クローズの観点で分類してみよう．

A：最近どう？
B：どうって？
A：しばらく会わなかったから，どうしてたかなあって思って……．ねえ，旅行しない？
B：そうだねえ，しばらく行ってないしねえ．
A：どこ行きたい？
B：う〜ん，行きたいとこいっぱいあるからなあ．
A：国内と外国，どっちがいい？
B：それは，予算と時間で決まるかな．
A：休みどのくらい取れるの？
B：有休余ってるし，今の仕事の区切りがつけば，1週間ぐらいはなんとか．
A：じゃあ，外国行けるじゃない．旅行費用たまってるし．
B：そうだね，いいね．どこにしようか？
A：イタリアはどう？　あなた前から行きたいって言ってたじゃない．
B：そう，歴史とファッションの国．最高だわ．
A：じゃあ，決まり．計画立てるわ．

オープン・クエスチョン，クローズド・クエスチョンを使って，相手の気持ちを引き出す練習をしてみよう．

《進めかた》
① 3〜5人ぐらいのグループで，聞き手，答え手，観察者を役割分担して行う．
　 交代して，すべての役を体験する．
② テーマは相談して決める．
　　　例：「将来について」「私の好きなこと」「最近困っていること/迷っていること」
　　　　　その他，聞かれて困ること以外なんでも．
③ 質問時間は3分，あるいは引き出せたと感じたところで終了．
④ 終了したら，お互いにやってみて感じたこと，観察していて感じたことを話し合おう．

● 表現のセンスをみがく

4 呼びかけ と あいづち

1．呼びかける言葉

会話は，一方が話しかける（呼びかける）ところから始まる．下表は，よく使われる呼びかけの言葉である．

呼びかけ	呼ぶ・促す	お〜い，は〜い，やあ，よう，もしもし，おい，こら さあ（さあさあ），どれ（どれどれ），ほら（ほらほら）
	挨　　拶	おはよう，こんにちは，こんばんは，さようなら，初めまして，すみません， ごめんなさい，ありがとう，ごちそうさま，ごくろうさま，お疲れさま

●日頃，自分が使っている言葉はどうか．またどういうときに使っているか．話し合ってみよう．
●●下のプラスメモを読んで，思うところを話し合ってみよう．

2．名前を呼んで話しかける

「オオタニショウヘイ」「ヨシナガサユリ」というように，人にはそれぞれ名前があり，その名前がその人を意味する．名前を呼ばれることにより，「自分の存在を他者に認めてもらいたい」という感情（承認欲求）が満たされ，名前を呼んでくれた人（自分を認めてくれた人）に親しみを覚えるという．
●そのときの気持ちを比較してみよう
ⅰ　教師に「3列目の右から2人目」などと呼ばれた場合，「○○さん」と名前を呼ばれた場合
ⅱ　名前を呼んで話しかける場合とそうでない場合
●●自分の経験を話し合おう
　日本では，「おじいちゃん」「おばあちゃん」「おじさん」「おばさん」というように，年齢の区分で呼ばれたり，結婚しているかどうかとは関係なく「奥さん」「旦那さん」と呼ばれたりすることが多い．また「○○君のママ」「△△ちゃんのパパ」と呼ばれ，名前は知らないということも少なくない．
　あなたの身の回りでの経験について話し合おう．また，あなたは，それをどう感じているか．

プラスメモ

すみません／ありがとう／ごめんなさい

　「すみません」という言葉が，親切を受けたり，物をもらったときのお礼として多く使われている．
　「すみません（済みません）」は，「言葉などでは済ませることはできない」という謝罪の言葉で，感謝よりも，「あなたにこんなことをしてもらって悪かった」と言う気持ちを伝えることになる．
　私たちは「ありがとう」という，お礼の心を伝えるのにふさわしい言葉をもっている．「有難い」が変化したもので，めったにないような恩恵を受けたときの感謝を伝える言葉である．謝罪の言葉としては，相手の広い心を期待した「ごめんなさい」がある．御免（許して）下さいという意味である．

3．応じる言葉（あいづち）

相手の話の区切りに合わせて打つあいづちは，「あなたの話をちゃんと聴いてますよ」ということを相手に伝える表現である．下表に示したのは，よく使われるあいづちを，意味的に分類したものである．

あいづち	同意・関心	ああ，うん，ええ，そう，はい，ふ〜ん，ふんふん，ほんと，そうだね
	感嘆・驚き	あら，あらまあ，え〜，おお，へえ〜，ほお〜，まあ，やれやれ，うそっ
	評　　価	いいね，すごい，えらい，やったね，面白い，残念，困ったね
	否定・曖昧	いいえ，いえ，いや，まあ，はあ，う〜ん，べつに，そうかなあ
	疑　　問	はい？　そう？　えっ？　おや？　はあ？　ほんと？

●●● あなたはどんなあいづちを打ちますか？
　そのときのあなたの気持ち，そして，次に続く言葉も考えてみよう．
　　生化学の授業ってわかりにくいよね　　　　（　　　　　　　　　　　　　　　　）
　　ちかごろ物忘れがひどくなってね　　　　　（　　　　　　　　　　　　　　　　）
　　この先地球がどうなっていくのか心配なの　（　　　　　　　　　　　　　　　　）

●●● 比べてみよう

　i　あいづちを，「はい」と短く言う場合，「はいはい」のように連続させて言う場合，また同じあいづちを何度も使う場合，それぞれ印象がどう変わるか，比較してみよう．また，同じあいづちでも，語尾を上げて言う場合，語尾を下げる場合，語尾を伸ばす場合で，意味が違ってくる．比較してみよう．

　ii　下の会話事例に，あいづちの言葉を入れてみて，印象がどう変わるか話し合ってみよう．

事例 1　学校の友人，休み明けの朝

A：昨日何してた？
B：映画見に行った．
A：何見たの？
B：トム・クルーズの最新作．
A：どうだった？
B：おもしろかったわ〜．

事例 2　買い物で出会った近所の住人同士

A：最近会わなかったわね．
B：母の具合が悪くて病院通いだったの．
A：大変だったわね．
B：疲れちゃったわ．
A：それで，お母さまは？
B：今はもうすっかりいいの．
A：じゃあ，安心ね．
B：毎日叱られて大変．
A：一難去ってまた一難てわけね．

プラスメモ

合わせ技……あいづち ＋ 笑顔/うなずき/アイコンタクト

コミュニケーションの表現は，組み合わせると，その効果は2倍にも3倍にもなる．無表情のあいづちと，笑顔でのあいづちを比べてみれば，容易に想像がつくだろう．時と場合に応じて，合わせ技を使いこなそう．
もっとも，時と場合は，いつも同じではない．相手が悲しんでいるときに，ニコニコ顔では困る．相手の状況，状態をよくしっかりとらえることが肝心である．

コラム 「笑い」の効果

　人間は楽しかったり，嬉しかったりすると笑う．笑うと血流量が増え，身体の痛みをやわらげると同時に痛みを軽くする．また免疫力が強化される．

　「笑いの効果」は，口角（上唇と下唇が接合する部分，唇の両端）を上げるという作り笑いでも起こることが確かめられている．顔の筋肉（表情筋）が動くと，その刺激が脳の感情中枢に届き，エンドルフィン，セロトニン，ドーパミン，オキシトシンといった脳内の神経伝達物質が分泌される．それらの神経伝達物質が，副交感神経を優位にし，痛みをやわらげ，ストレスを軽くしリラックスさせるという働きをするのである．

　脳の前頭前野の活性化に対する効果も認められており，学習能力の向上の面からも「笑い」は注目されている．苦しい練習・学びに耐えるより，楽しく練習し学ぶほうが，効果があるということである．

　「笑い」はコミュニケーションの手段ともなる．人間には「笑っている人は安全，安心してよい」という共通の感覚がある．相手の笑顔を見たとき，安心感が生まれるのは，人類が何十万年もの歩みの中で獲得してきた感覚である．笑いがどういうときに生まれるか，自分が，そして自分の仲間がどういうときに笑うか，その経験の歴史が生み出し，遺伝情報として脳に埋め込んだ感覚なのである．
　…大きな獲物を倒して，しばらくは食糧の心配をしなくてよいと思えたとき，
　…おいしいものに巡り合ったとき，
　…自分の考えが仲間から認められたとき，自分の行動が皆の役に立ったとき，
　…思いを寄せている相手から，希望をもてる返事を得たとき，
　…新しい命が生まれたとき．
　そうした，心から嬉しい喜びの感情が起きたとき，笑いが生まれる．そして，自分が大事に思う人，一緒に生活を成り立たせている仲間が喜んで笑顔になっているとき，その笑顔を見ることが喜びとなり，自分も笑顔となる．笑いの伝染である．

　「笑顔」は自分で作り出すことができる．笑顔を作り出すことによって，自分の心をリラックスさせストレスを軽くすることができる．そして本当の笑顔を生み出す．さらに，自分の笑顔で，相手の心を軽やかにすることができる．
　今日も笑顔で，さあ，行こう！

- **表現のセンスをみがく**

5　５W１H―要素，順序，区切りかた

1. なぜ，わかりにくいのか

他人に自分の経験や，考えていることをわかりやすく伝えるためのポイントがある．
それを実感するために，まず，わかりにくい例を体験してみよう．
次の文は，学校から家に帰る時間が大変遅くなった理由を，家族に説明したもの．
長さは約400字．これを仲間のだれかが，話すスピードで読んで，他のメンバーはそれを聞いてみよう．そして，その印象について話し合ってみよう．
また，なぜ，その印象が生まれたかを考えてみよう．

● **遅くなった理由**

学校からの帰り道，久しぶりにテニス部の先輩の山本さんに会ったら「今日ヒマか」って聞かれたんで，「図書館に本返しに行けば後はヒマです」って答えたら，「昨日，給料日だったんで，今日はおごってやるぞ」って言ってくれたから，「他の人もいいですか」って聞いたら，「おお，いいぞ」って言ってくれたので，まだ学校に残っていたアオイとミズキとタカヒロとカイトを呼び出したら，アオイは予定があるって言うんで残りの３人を誘って，３人が来るのを山本先輩には駅前の本屋で待っててもらい，あたしはその間に図書館に本を返しに行って，15分ぐらいしたらみんな集まったんで，それから山本先輩の行きつけの焼肉屋に連れて行ってもらって，それはもうたくさんごちそうしてもらって，みんなおなかいっぱいになっちゃって，腹ごなしに少し歩こうってことになって，みんなで１駅分ぶらぶら歩いて帰ってきたの．だから帰りが遅くなっちゃった．

---

2. 話の区切り

１の「遅くなった理由」の説明は，たったひとつの文からなっている．
説明が長く，区切りがないというのは，わかりにくくする決定的な要素である．
話がどこで終わるのかがわからないので，聞いている側には内容がとらえにくい．
１の文章を，話の内容の区切りと思うところに「／」を入れてわかりやすくしてみよう．
また，どこで区切ったか，仲間のものと比べてみよう．

3. 話す内容の選択と，話す順番

わかりやすく説明するためのポイントは，何を，どういう順番で話すか，である．
帰りが遅れた理由を家族に説明するのに，重要な内容は何だろうか．
必ずしも説明する必要がないものもあるだろう．
どの内容を，どういう順番で言ったら，相手（話し手の家族）にわかりやすいか整理して，書き直してみよう．

> **5W1H** 話をわかりやすく伝えるためのポイント
>
> 5W1Hとは，話の要素である．
>
> | ① Who（だれが）　　What（何を）　どうした |
> | ② When（いつ）　　Where（どこで）　　How（どのように） |
> | ③ Why（なぜ） |
>
> 実際にものごとが起きた時間順から離れて，要素を整理して伝える．これが，ものごとをわかりやすく伝える極意である．まず，①のグループを土台にしてものごとの全体像を伝え，それに加えてその様子を，②③の順に伝えていくとわかりやすい．

4．説明能力をみがこう（1分間スピーチ練習）

- 3人ぐらいのグループでやってみよう．
- 最近感動したこと，気になっていることなど，話すテーマを決め，1分間で話す内容（400字分ぐらい）を考える．（制限時間5分）
- 内容が決まったら，順番に話をして，その印象を話し合おう．
  話を録音して，5W1Hがきちんと伝えられているか，話の区切りかたは適切か，話の順番はよかったか，チェックしてみるとなおよい．

▌生活の中でのステップアップ

　大事な情報を伝えるニュースキャスター．彼らは，いかに内容をわかりやすく，そして印象的に話すかを心掛けている．彼らの話しかたは，話しかたのセンスをみがくうえで大変参考になる．

　コメンテーターとのやりとりもあるので，聞きかた，応えかたも観察してみよう．下記3つの視点を忘れずに．

| 5W1H | 時間順からの脱却 | 1区切りに話す内容，1区切りの長さ |

- **表現のセンスをみがく**

6 メール・チャット―文字だけのコミュニケーション

メール・チャットなどの通信ツールを使って連絡し合うことが増えている．

大変便利なツールだが，表情が見えず，声の調子もわからない，文字だけの短い言葉のやりとりのため，意味が伝わらなかったり，言葉足らずな表現のため感情的になったりするなど課題も多い．

また，グループチャットの重荷も問題になっている．

《ケンカ後のチャット》

①
- A さっきはごめん
- B べつに，いいよ
- A 会って話がしたいんだけど
- B 時間ない
- A いつなら，いい？
- B ムリ
- A 遅くてもいいから連絡して
- B （返信なし）

②
- A さっきはごめん
- B 気にしてないよ😊
- A 会って話がしたいんだけど
- B これから電車乗るから
- A いつなら，いい？
- B 帰ったらメールする
- A 待ってる

①と②を比較してみよう

Bの真意は　気にしていない．電車がホームに進入したので今は返信不可．電車乗るのでOFFにする

メールのやりとりから，Aが感じ取ったBの気持ちは？

①の場合は？（　　　　　　　　　　　　　　　　　　　　　　　　　　　）

②の場合は？（　　　　　　　　　　　　　　　　　　　　　　　　　　　）

仲間と一緒に考えよう

- ●誤解や，感情の行き違いが生まれるのをどうしたら防げるか，考えてみよう．
  - ⅰ 事実が伝わる表現をする　　　　　　（例「時間ない」ではなく「これから電車乗るから」）
  - ⅱ 気持ちが正しく伝わる表現をする　　（例「べつに，いいよ」ではなく「気にしてないよ😊」）
  - ⅲ 否定的言葉を単独で使わない　　　　（例「ムリ」「べつに」「ムダ」「ダメ」）
  - ⅳ 感情的になっているときにメールをしない
  - 他には？（　　　　　　　　　　　　　　　　　　　　　　　　　　　）
- ●言われると印象がよくない言葉をあげてみよう．
  - （　　　　　　　　　　　　　　　　　　　　　　　　　　　　　　　）
- ●感じがよい断りかたを考えてみよう．
  - （　　　　　　　　　　　　　　　　　　　　　　　　　　　　　　　）
- ●グループチャットは必要か？　負担を軽くする方法はないか考えよう．
  - （　　　　　　　　　　　　　　　　　　　　　　　　　　　　　　　）

Ⅰ　コミュニケーションの基本センスをみがく

- 表現のセンスをみがく

7 敬語・丁寧語

敬語を正しく使うには　　1. 使いかたの原則をしっかり覚えること
　　　　　　　　　　　　2. 敬語を使う対象と自分との関係を見極めること

敬語の種類と表現のしかた

敬語の種類 表現の種類	尊敬語 相手や相手側のもの，動作を敬って言う言葉	謙譲語 自分や自分側のもの，動作をへりくだって言う言葉	丁寧語 相手に敬意を示すための丁寧な表現
その意味を表す接頭語，接尾語を用いる	お身体　お手紙 ご希望　ご存じ　ご病気 尊父 貴兄　貴国　貴校 ＿＿さま　＿＿さん　＿＿くん	拙宅　粗品 愚妻　愚息　愚弟 拝見　拝読　拝借 私ども	お菓子　お茶　お祭り お部屋 ご飯　ごちそう
その意味を表す体言を用いる	先生，ご主人，奥様，父上 夫君，夫人，お母さん あなた，どなた	わたくし 家内 せがれ	
その意味を表す動詞を用いる	おっしゃる（言う） 召し上がる（食べる） いらっしゃる（行く，来る，居る） くださる（くれる） なさる（する） 召す（着る）	申す・申し上げる（言う） いただく（食べる，もらう） まいる（行く）あがる（行く） おる（居る）いたす（する） あげる・さしあげる（やる） 承る（聞く） 伺う（聞く，訪問する） 存じる，存じ上げる（知る）	
接頭語のお（ご） ＋ その意味を表す動詞 ＋ その意味を表す助動詞 を用いる	ご覧になる（なさる） お召しになる（なさる） お待ちになる（なさる） お出かけになる（なさる） お帰りになる（なさる） おいでになる（なさる） お持ちになる（なさる） お（ご）＋〜になる お　　＋〜なさる	お呼びする（いたす） お貸しする（いたす） お待ちする（いたす） お持ちする（いたす） お答えする（いたす） お　　＋〜する お（ご）＋〜いたす	暑いです 山本です（でございます） 食べます 住んでいます お出かけになります おいでなさいます お貸しします お答えいたします 〜です（でございます） 〜ます
その意味を表す助動詞を用いる	感激される／話される 来られる／帰られる		

敬語を使う対象と，使いかたの原則

外には尊敬語，内には謙譲語

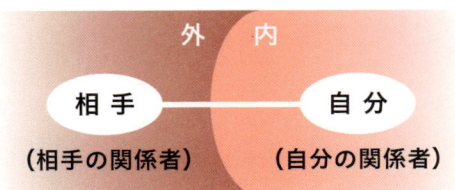

○○さん，お昼は召し上がりましたか？… 相手に対して
　　　　　　　　尊敬
まだでしたら，ご用意いたしますが．… 自分に対して
　　　　　　　　謙譲

上には尊敬語，下には謙譲語

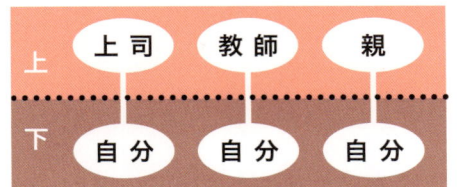

社会的地位や年齢が上の相手

先生，明日はご自宅にいらっしゃいますか？… 相手に対して
　　　　　　　　　　尊敬
お伺いしてもよろしいですか？… 自分に対して
謙譲

内外の関係が上下の関係より優先

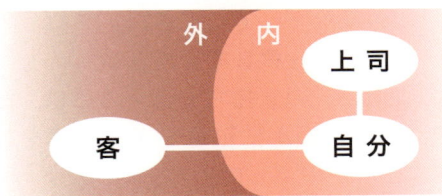

× 部長はすぐいらっしゃいますので
　今のお話，もう一度申し上げてください．
○ 部長はすぐ参りますので
　今のお話，もう一度おっしゃってください．

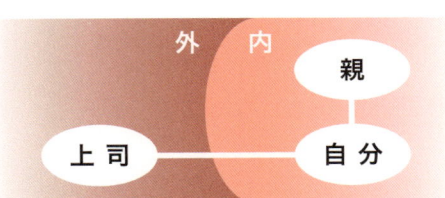

× お父さんが，部長によろしくとおっしゃってました．
○ 父が部長によろしくと申しておりました．

使うべき対象を見極めて使い過ぎに注意

うちの子にお菓子をあげて下さい．
犬にエサをあげる．　　　　　　みんな
植木に水をあげる．　　　　　　「やる」でよい
鍋に少し水を足してあげます．

使い過ぎに注意

お食事をお 召し上がり になって ください．
→お召し上がりくださいまたは召し上がってください
お帰りに なられる ときは…
→お帰りになる または 帰られる

 敬語の使いかたの間違いで多いのは，尊敬語と謙譲語の混同．
間違った使いかたを探して，正しい使いかたに直してみよう．（正解は次ページ）

病院の職員が，患者に
①お大事にしてください．
②先生に伺ってください．
③ご不自由なことはございませんか．
④薬の名前は存じていますか．

会社で
①（部下に）
　今，部長が申されたように…
②（上司に）
　明日は，先方に直行いたしますか．
③資料を準備いたしましょうか．

学校で，生徒が
①校長先生が，お聞きしたいそうです．
②母が，先生に見ていただくようにと申しました．
③○○君のお母さんが，先生をお待ちしています．
④教頭先生は，職員室におりますか．

I コミュニケーションの基本センスをみがく

練習の答

病院の職員が，患者に

①お大事にしてください →お大事になさってください
 　丁寧　　行動を促す命令/丁寧　　尊敬　　丁寧

②先生→ 担当の医師
 　尊敬

③（正しい）

④存じていますか→ ご存じですか
 　謙譲　　　　　　尊敬

学校で，生徒が

①お聞きしたい→ お聞きになりたい
 　謙譲　　　　　尊敬

②（正しい）

③お待ちして→ お待ちになって
 　謙譲　　　　尊敬

④おります→ いらっしゃいます
 　謙譲　　　尊敬

会社で

①申された→ おっしゃった
 　謙譲 尊敬　尊敬

②いたしますか→ なさいますか
 　謙譲　　　　　尊敬

③（正しい）

> **「病院の職員が，患者に」①の解説**
>
> 　「お大事にしてください」は，看護の現場でよく使われているが，適切な表現とはいいがたい．「してください」は，一見丁寧な言葉のように聞こえるが，下記のように，相手に行動を促す命令的な意味をもつからである．
> 　　「床の掃除をしてください」
> 　　「ちゃんと仕事してください」
> 　「お大事に」の気持ちを伝えるには，命令的意味を除き，相手に敬意を表す言葉を加えて表現するのが望ましい．
> 　　「お大事になさってください」
> 　　「どうぞお大事に」

プラスメモ

あげる／してあげる

　「あげる（上げる）」は，下から上への移動を意味する言葉である．目下の者が目上の者に物を贈る場合に「あげる」，目上から目下に物を贈る場合には「やる」と言う．しかし，最近は「あげる」は丁寧語だととらえる人が多くなった．ペットに「ごはんをあげる」というのが当たり前，「エサをやる」は死語となった感がある．ペットが家族の一員と位置づけられるようになってきたこともあるかもしれない．

　しかし，「あげる」「してあげる」という言葉は，基本的には相手に対する敬意を表す言葉であるので，①②のように物に対して使うのは適切ではない．

　　①「ここで，豚肉にコショウを振ってあげてください」……豚肉に敬意？
　　②「沸騰したらナベに小さじ１の塩を入れてあげてください」……ナベを尊敬？
　　③「日焼けした肌は冷やして，炎症を抑えてあげましょう」……肌は私よりえらい？

　言葉は，世の中の変化につれて変化していくものではあるが，語源も意味もはっきりしているこの言葉，本来の意味をしっかりとらえて使いたいものである．

● 表現のセンスをみがく

8 仲間・仕事・世代と言葉

　言葉は，自分の伝えたいことを相手に伝えるためにつくられてきたものである．相手というのは基本的に一緒に行動したり生活したりする仲間である．言葉は仲間に伝えたいことを伝えるための符丁なのである．だから，住むところや生活や仕事が違えば，言葉が違ってくるのは当たり前である．

　また，世代によっても言葉の違いは生まれる．その人の生きた時代の出来事や暮らしかたが言葉をつくっていくからである．

　しかし，世の中は，そうしたいろいろな仲間，いろいろな仕事をする人，いろいろな世代の人たちが集まって一緒に生活している．言葉の違いを越えて，心を通わせられなくてはならない．

1．若い人がよく使う言葉をリストアップして，家族や高齢者が知っているか調べてみよう．

例

ヤバイ
ディスる
バズる
映え
SNS/SMS
ダウンロード

2．自分が学んでいることや仕事の中でよく使う言葉をリストアップして，家族や友人が知っているかを調べてみよう．

例

リモート
バイタル
ケア
ニード
清拭/足浴
点滴
ターミナル
エビデンス

3．高齢者がよく使う言葉で，理解できなかった言葉をリストアップして，意味を調べておこう．

例

メリケン粉　　→小麦粉
ゆきひら　　　→注ぎ口のある片手ナベ．行平鍋．
往生する　　　→困る，閉口する
今時分　　　　→いまごろ
べっぴんさん　→若くてきれいな女の人
ご不浄　　　　→トイレ
ランニング　　→タンクトップ型下着
股引　　　　　→ズボン型の下着（作業用もあり）

4．その他，気がついたことがあったら調べてみよう．

コラム　コミュニケーションを阻害する因子

　コミュニケーションを阻害する因子はさまざまである．
　下記の1〜5は，それらの類型を整理してみたものである．
　うまくいかなかったコミュニケーション（自分の，または他者の）をこうした視点で振り返ってみよう．
　問題点を見つけることが，問題点を克服する第一歩である．

1. 態度に関する因子
   - 相手に対して否定的な態度を示す
   - 先入観や偏見で相手の話を聞く
   - あやふやな態度をとる
   - 相手の価値観や信念を認めようとしない
   - 自分の主張を押しつける

2. 表現に関する因子
   - 表現力の乏しさや伝達の不慣れ
   - 乱暴な言葉使い
   - 間のとりかたのまずさ

3. 環境・時間に関する因子
   - 不適当な環境，部屋の構造，騒音，プライバシー，向き合う距離，位置関係
   - 長時間の制約，限られた時間

4. 話題・介入に関する因子
   - プライベートな話題
   - 第三者の介入

5. その他
   - 体調（病気，ケガなど）
   - 生理的作用（空腹感，眠気，尿意など）
   - 心身の障害（視覚，聴覚，認知能力など）

　看護現場におけるコミュニケーションは，常に，上記3，4，5の因子が加わった場でのコミュニケーションである．
　II章からは，いよいよ，その学習となる．

II 現実の場面から探る看護のコミュニケーション・センス

　看護のコミュニケーションは，コミュニケーションだけが独立した行動としてあるわけではない．患者の生活の援助や，検査・処置の介助，生活上の指導など，そうしたケア行動の中で行われるのである．

　つまり，看護のコミュニケーションは，看護ケア行動を成立させる要素なのである．そして時には，コミュニケーションそれ自体が看護ケア行動そのものにもなる．

　そうした看護のコミュニケーションを成り立たせるためのセンスには，どのようなものがあるだろうか．これまでにとらえてきた基礎的なセンスの上に何が加わればよいだろうか．

　具体的な看護の場でのコミュニケーションの例から，ナースとしてのコミュニケーションに必要なセンスを探ることにしよう．

---

1. 安全，そして安楽に看護ケアを行う ……… 86
2. 療養生活を組み立てるための
   情報の入手と伝達 ……… 92
3. 患者の苦痛や不安を読み取り，受けとめる ……… 102
4. さまざまな環境，変化する状況に対応する ……… 113
5. さまざまな患者に対応する ……… 121
6. ナースコールに対応する ……… 127
7. チームをつなぐ ……… 132
〈図解〉看護のコミュニケーション・センスは
　　　こうしてみがく ……… 138

1 安全，そして安楽に看護ケアを行う

　看護の場におけるコミュニケーションとは，必要な看護ケアを実現させるための働きかけである．看護ケアは，患者が，心の負担を少なく，そして身体に無理なく取り組めるように行わなければならない．また，そのケアを行うナース自身も安全に，そして無理なく行動することができなければならない．
　そのためのコミュニケーションのありかたを考えていこう．

> **事例 1**
>
> 開腹手術後2日目．歩行の許可が出ているが，傷の痛みを気にして起きようとしない患者に，トイレまで歩行介助を行う場面（60代女性）

A

Ns：Kさん，今日はトイレまで歩いて行きましょう．
Pt：行かれないわ．痛いのよ．それに手術からまだ2日目でしょ．動いたら傷口が開いちゃうんじゃないの．
Ns：大丈夫ですよ．歩くようにって先生から指示が出ているんですから．
Pt：だって痛いのよ．トイレまでなんか，とても歩けそうにないわ．
Ns：そんなこと言ってると，いつまでも退院できませんよ．我慢してやらなきゃ．
Pt：気分が悪いのよ．便器お願いします．
Ns：トイレに行けばすっきりしますよ．私が一緒に行きますから，大丈夫です．さあ起きて．
Pt：看護師さんは強引ね．
Ns：いいですか．まず横向きになって．手すりにつかまってください．
　　（Ns，Ptに横を向かせ，手すりをつかませる）
Pt：痛い！そんなに無理にやらないで．傷口が開いちゃうわよ．
Ns：大丈夫，このくらいじゃ開きませんよ．少しくらいの痛さは我慢してやらなきゃ治りませんよ．さあ，頑張って．今度は起き上がるんですよ．
　　（Ns，Ptを介助して起き上がらせる）
Pt：いたた……，ああ，やっと起き上れたわ．
Ns：じゃあ，今度は私の肩につかまって，降りてください．
Pt：（ベッドから降りる）
Ns：ほら，やればできるじゃないですか．次からは，ひとりで大丈夫ですね．
Pt：（無言）
Ns：では，行きましょうか．
Pt：（無言）

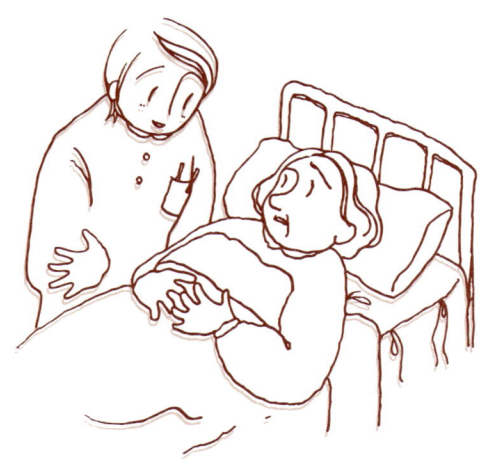

A，B 2つの事例を役割分担して読んでみよう．そして，それぞれの場の状況，患者の気持ちを推測してみよう．

2つの事例を比較して，安全・安楽に看護行動を行うためのコミュニケーションのポイントは何か考えてみよう．

B

Ns：Kさん，今日はトイレまで歩いて行ってみませんか．私もご一緒しますのでいかがですか．
Pt：でもまだ痛いのよ．手術からまだ2日目でしょ．動いたら傷口開いちゃうんじゃないの．
Ns：傷口はしっかり綴じてありますから，起き上がったり歩いたりするぐらいでは開かないんです．先生の保証つきです．安心してください．
Pt：そうなの？　でもちょっと姿勢変えても痛いのよ．
Ns：おつらいですね．でも，歩くと血液循環がよくなり傷にも栄養が行くので，治りがとても早くなるんです．ちょっと我慢して行ってみませんか？
Pt：（考える様子）
Ns：あまりおつらいようでしたら，痛み止めの薬を飲んで，効いてきたころに行くという方法もありますが……．
Pt：薬を飲むってほどじゃないんだけど……．
Ns：では勇気を出して行ってみませんか．ベッドの上でするより何倍も気持ちがいいと思いますよ．
Pt：そりゃあね．でも早く歩けないし，間に合わなくなったら困るわ．
Ns：ゆっくり歩いても2分もかからないんですよ．すぐにしたいということでなければ，十分間に合うと思います．
万が一のことがあっても私がいますから．

Pt：そう，それなら行ってみようかしら．
Ns：よかった．ではまず，ベッドの上に起きましょう．あまり痛くないように起き上がれる方法をお教えしますから，私の言うとおりにしてください．
Pt：はい．
Ns：まず，膝を曲げてください．
そう，それでいいですよ．こうするとおなかに力が入らないので，痛くならないんです．
そのままこちら向きになって……はい，手を伸ばしてベッドの柵をつかんでください．
Pt：（Nsの言葉に従って行動する）
Ns：次は，私がちょっとお手伝いします．いちにのさんと掛け声をかけますから，柵を引き寄せるような感じで起き上がってください．
Pt：はい．
Ns：いいですか，いち，にの，さん！
（Ptを介助し，起き上がらせる）
Pt：はい．ああ，やっと起き上がれたわ．
Ns：さ，今度は私の肩に両手でつかまって，足をスリッパの上に降ろしてください．
Pt：はい．（ベッドから降りる）
Ns：頑張りましたね．では，ゆっくり行きましょう．
Pt：はい，お願いします．

解 説

「安全に，安楽に」というのは，看護ケアを行う際の基本姿勢である．患者そしてナース自身への身体の負担が少なく，安心して患者が看護ケアを受けられるか．それは，患者とナースの人間関係の基礎となり，よりよい看護活動を展開する土台となっていく．

それを実現するためのポイントは，ケアの対象である患者や，その置かれた場所などを，いかに観察し読み取るか，そしてどう対応するかというところにある．

Ⅰ．患者の身体の状態，気持ちを読み取り受けとめる姿勢の表現と，受けとめたことの表現

事例Ⅰ-A では，ナースの一方的な姿勢が患者の気持ちを後ろ向きにしていく．患者は，痛みと手術後初めての行動に不安を表明しているが，ナースはその状況を読み取らず，受けとめていない．単なるわがままととらえ，「そんなこと言っていると」「我慢してやらなきゃ」「このくらいじゃ」と自尊心を傷つける言葉で返し，少しくらいのことは我慢して頑張れと叱咤する（③⑥）．

不安を受けとめようとせず，看護ケアの実施を強引に進めようとするナースに対し，患者の心には反発が生まれ，看護ケアを積極的には受け入れられなくなっていく．最後にベッドから降り立った時，痛みをこらえて行動したことをねぎらいもせず，「やればできるじゃないですか」「次からはひとりで大丈夫ですね」とナースに言われ，患者は突き放されたような気持ちになる（⑦）．

事例Ⅰ-A

①今日はトイレまで歩いて行きましょう．

②大丈夫ですよ．歩くようにって先生から指示が出ているんですから．

③そんなこと言ってると，いつまでも退院できませんよ．我慢してやらなきゃ．

④トイレに行けばすっきりしますよ．

⑤私が一緒に行きますから，大丈夫です．さあ起きて．

⑥このくらいじゃ開きませんよ．

⑦やればできるじゃないですか．次からは，ひとりで大丈夫ですね．

事例Ⅰ-B

⑧今日はトイレまで歩いて行ってみませんか．私もご一緒しますのでいかがですか．

⑨傷口はしっかり閉じてありますから，起き上がったり歩いたりするぐらいでは開かないんです．先生の保証つきです．安心してください．

⑩ちょっと我慢して行ってみませんか？

⑪あまりおつらいようでしたら，痛み止めの薬を飲んで，効いてきたころに行くという方法もありますが……．

⑫勇気を出して行ってみませんか．

⑬ベッドの上でするより何倍も気持ちがいいと思いますよ．

⑭ゆっくり歩いても2分もかからないんですよ．すぐにしたいということでなければ，十分間に合うと思います．

⑮万が一のことがあっても私がいますから．

⑯頑張りましたね．

それに対し，では，ナースが一方的に決めてかからず，痛みや不安の内容を受けとめ理解する姿勢を表現するとともに，不安を減少する情報や，自分が患者の行動を手助けすることを伝えて，決断のハードルを低くしている．

最初に患者の意思をたずねるときには，自分が同行することを伝え（⑧），患者が不安に思っていることに対しては具体的に不安を減少させる情報を提供している（⑨⑪⑭）．

また，患者に行動の決断を促す際には，その自尊心に訴えかけ（⑩⑫），その行動により患者自身が得られる満足感をイメージさせ（⑬），さらには，自分が行動を手助けすることを伝え不安を減少させている（⑮）．そして行動が終了した後には，そのことを評価しねぎらいの言葉を掛ける（⑯）．

患者の言葉・態度や顔色・表情から患者の身体の状態や気持ちを読み取る力，それを受けとめる姿勢，そして受けとめたことを表現し伝える姿勢が総合されて生み出された行動である．

その結果，患者はナースに心を開き，ナースを信頼し自ら行動を起こすようになるのである．

> 《患者の身体の状態の読み取り》
> 《患者の気持ち（苦痛・不安）の読み取りと受けとめ》
> 《読み取り受けとめたことの表現》

2．患者の不安・疑問に対する，論理的で納得のいく説明

患者にその行動に立ち向かう姿勢や気力を起こさせるには，その行動の必要性への理解と，そのくらいならできそうだという気持ちにすることが必要である．

「指示が出ているんだから大丈夫」というような説明では，不安や疑問の解消には何の役にも立たない．かえって，ナース自身に知識の裏づけのないことを感じさせ，信頼を失いかねない．事例Bのように，なぜ歩くことを勧めるのかという理由や，痛みを少なくする工夫がわかり，そしてナースが手助けしてくれるということがわかって初めて，患者は不安に打ち勝てるのである．

傷口はしっかり綴じてあり／起き上がったり歩いたりするぐらいでは開かないんです
歩くと血液循環がよくなり傷にも栄養が行くので，治りがとても早くなるんです
痛み止めの薬を飲んで，効いてきたころに行くという方法もありますが……．
ゆっくり歩いても2分もかからない／すぐにしたいということでなければ，十分間に合う…
あまり痛くないように起き上がれる方法をお教えしますから…

重要なのは，患者の疑問の内容をしっかりと読み取り，その時点その時点で一つひとつ受けとめ，患者の理解度に合わせてきちんとした論理のある説明をすることである．そしてその説明を，患者が納得しているかどうか，患者の言葉や表情，態度から読み取り確認していくことである．

> 《患者の不安・疑問の読み取り》
> 《患者の理解度の読み取り》
> 《読み取り受けとめたことの表現》
> 《わかりやすく論理的な説明》

3. 看護ケアのイメージの伝達―全体像，段階ごとの行動のしかた

看護ケアは，ナースひとりが頑張ってやればよいというものではない．患者に，ナースが実施しようとするケアの内容を伝え協力を得ることが，ケアを安全にそして安楽に行うための鍵となる．

ケア内容の伝えかたのポイントは，始めにおおよそどのように実施していくか行動全体のイメージ（全体像）を伝えることである．そして，行動の進行に従って，行動のまとまりごとにそのやりかたを案内していく．

次に示すのは，事例I-B のナースによる伝えかた．
相手の状況をよく観察し，その行動タイミングに合わせて行動のイメージを伝え，自分のケア行動のタイミングと合わせるために掛け声をかける．そうすることで患者とナースが一体となった行動をとることができる．

● 始める前に
　ケア行動の全体像

ではまず，ベッドの上に起きましょう． あまり痛くないように起き上がれる方法をお教えしますから，私の言うとおりにしてください．

● 行動のまとまりごとに
　患者に分かる表現で
　逐次案内

まず，膝を曲げてください．／こうするとおなかに力が入らないので…
そのままこちら向きになって…
手を伸ばしてベッドの柵を…
次は，私がちょっとお手伝いします．いちにのさんと掛け声をかけます…

一方，事例I-A のように，説明不足でナースひとりが承知しているだけで行動を進めてしまうと，患者は自分が受けるケア行動全体のイメージがわかず，ちぐはぐな行動を生み，苦痛や不安を生み出すことになってしまう．

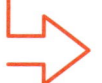
《ケア行動の全体像とプロセスの把握》
《行動のタイミング測定とわかりやすい指示》

看護のコミュニケーションを生み出す構造

　下の図は，ナースが深夜の巡回のとき，患者に「おやすみになれないんですか」と声を掛けるときの脳の働きを示したものである．

　脳の中には，コミュニケーションのしかたが劇の台本のように，内容が決められて記憶されているというわけではない．コミュニケーション能力は，行動の場や対象の測定能力，知識や経験，測定結果と知識や経験を合わせて分析し判断する能力，患者に対する姿勢，表現する能力などを総合したものとして存在するのである．それらの能力のどれかが不足していれば，不十分な行動として表現されることになる．

　コミュニケーション能力をアップするということは，それらの能力をみがき，総合する能力をみがくことである．患者への話しかたをセリフのように覚えることではないのである．

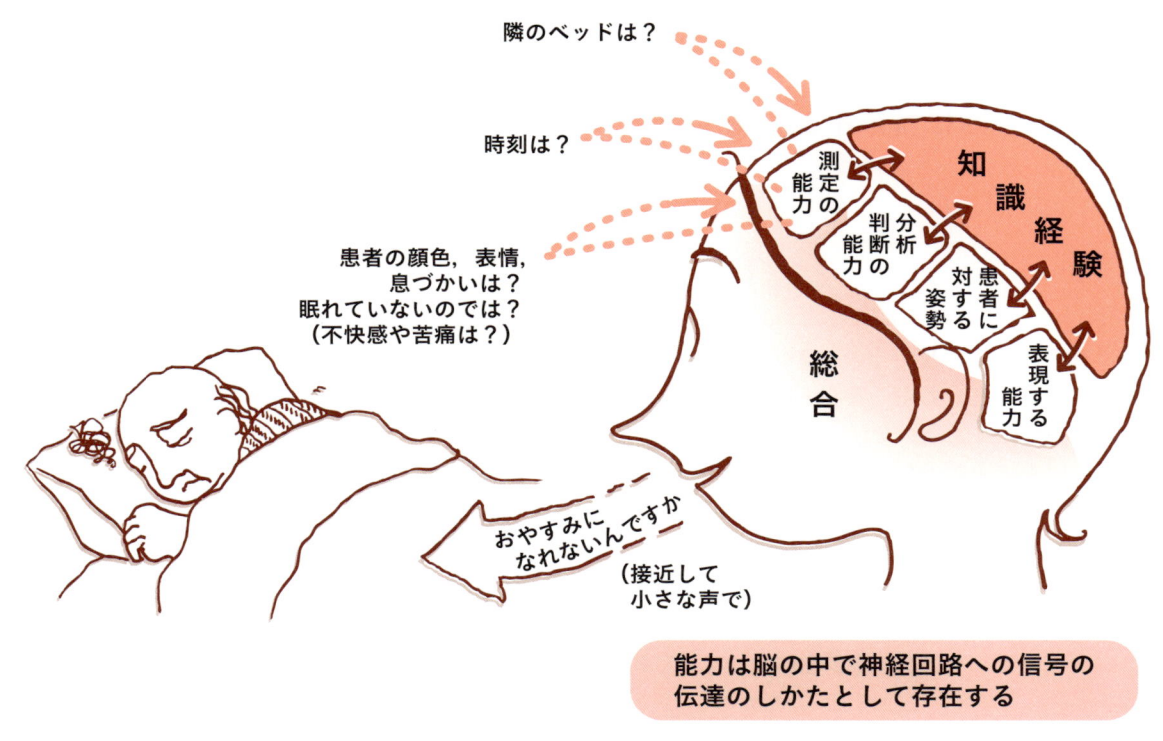

2 療養生活を組み立てるための情報の入手と伝達

　患者の療養生活と，それを援助する看護ケアは，患者の病気やケガの状態や，ニード（基本的欲求）に応じて組み立てられなければならない．
　そしてそれは，いかに患者やその家族から，その状態やニードの情報を引き出すかにかかっている．

事例1
胃腸炎後，回復期に食欲不振が続く患者に，食事量をたずねる（70代男性）

A

Ns：Tさん，昨日はお食事どのぐらい食べられましたか．
Pt：そうだな，半分ぐらいかな．昼はパンとスープだったからこれはほとんど食べた．
Ns：半分ですか．ちょっと少ないですね．食べなければ体力が回復しませんよ．
Pt：病院の食事は量が多いし，あんまりうまくないんでね．
Ns：他の患者さんは，おいしいって言ってるんですけどねえ．病院じゃ，患者さん一人ひとりの好みに合わせるわけにはいかないですからね．多少口に合わなくても，自分の身体のことを考えて食べていただかないと……．
Pt：食欲がないんだから，しかたないじゃないか．今は点滴やってるんだから，食べなくたっていいんだろ？　栄養補給のための点滴なんだろ？
Ns：この点滴は水分と電解質の補給ですから，食べなきゃダメなんですよ．
Pt：デンカイシツ？　なんだ，それは．
Ns：栄養補給の目的もありますが，食事の代わりにはならないんです．自分で食べなきゃダメなんですよ．できるだけ食べるようにしてください．
　　お茶とか，お水とかはどのくらい飲んでますか？
Pt：さあな．ペットボトル2本分ぐらいかな．
Ns：腹痛とか，腹満とかはありますか？
　　あ，それから便の状態はどうですか？
Pt：腹満っていうのはなんだったかね．
Ns：おなかが張ることです．
Pt：そういうことか．別にそういうことはないよ．便も普通になってきた．しかしね，身体がだるくってしょうがないんだ．
Ns：だるいのは，食べてないし運動もしてないからだと思いますよ．1日中ベッドの上にいないで，食欲が出るように歩いてみてはどうですか．
Pt：あんたに言われんでも，歩きたくなったら歩くよ．
Ns：ではそうしてください．おなかがすけば，きっと食べられますから．
Pt：……
Ns：夕食にお好きなものが出るといいですね．
Pt：まあ，当てにしないで待ってるよ．
Ns：（退室する）

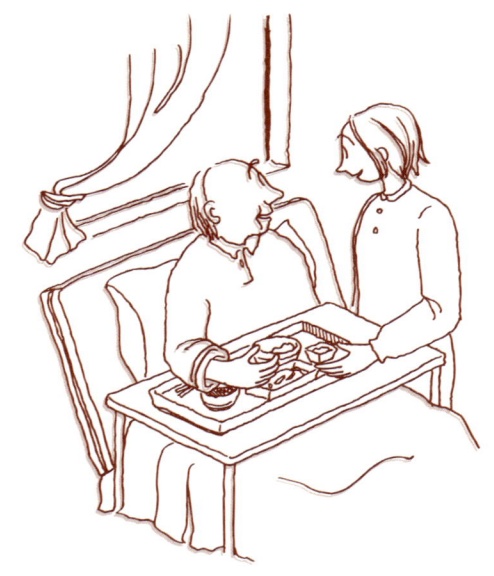

A，B 2つの事例を役割分担して，読んでみよう．そして，それぞれの場の状況，患者，ナースの気持ちや姿勢を推測してみよう．

2つの事例を比較して，患者の療養生活を整えるためのコミュニケーションのポイントは何かを，考えてみよう．

B

Ns：Tさん，昨日はお食事どのぐらい食べられましたか．
Pt：そうだな，半分ぐらいかな．昼はパンとスープだったからこれはほとんど食べた．
Ns：半分ですか．まだ食欲出ないですか．おなかの調子はどうですか．まだ，お通じはゆるいという感じですか？
Pt：いや，もう普通の便だな．昨日は1回しか行かなかった．今日はまだ行っていないんだよ．
Ns：痛みとか，おなかの張りはどうですか？
Pt：そういうことはほとんどないよ．
Ns：少しはあるということなんですね．一番つらかった時を10とすると今はいくつくらいですか？
Pt：そうだな，1か2，いや1だな．
Ns：そうですか．順調に回復しているようですね．では，これからは少しずつ食べる量を増やして，体力を回復させていきましょう．
Pt：でも，栄養補給の点滴をしているじゃないか．食べなくてもいいんだろう．
Ns：点滴はあくまで補助なんです．直接血液の中に栄養を入れる方式ですから，胃や腸が働いていないんです．自分の身体の力で栄養がとれなければ本当の元気ではないんです．
Pt：ふーん，そうなのかね．でも，病院の食事はどうも苦手なんだよ．
Ns：お口に合いませんか．
Pt：ああ，私はかゆが嫌いでね．

Ns：そうなんですか．（考える様子）よくかめばご飯でもいいんですけど……．あ，さっき，お昼のパンはみんな召し上がったっておっしゃってましたね．
Pt：ああ，私はパンが好きでね．1日3回でも平気なんだ．
Ns：では，お食事をパン食に切り替えてみましょうか．
Pt：え，できるの？　できるなら替えてほしいな．
Ns：3食ともパンで大丈夫ですか？
Pt：わからん．でもとりあえずそうしてくれないか．
Ns：はい，では明日からパン食にするよう手配します．よくかんで食べてくださいね．まだ消化力が十分回復していませんから．
Pt：ああ，頑張って食べてみるよ．
Ns：他には何か，具合の悪いこととか心配なことはないですか．
Pt：いや，今のところ特にはないね．
Ns：では，私からひとつ．散歩をお勧めしたいんです．食欲も出ると思いますし……．
Pt：散歩ねえ．
Ns：今，病院の中庭のお花がとてもきれいなんですよ．お花，お好きじゃないですか？
Pt：いや好きだよ．家じゃいろいろ育ててるんだ．中庭ね，女房が来たら一緒に行ってみるよ．
Ns：（笑顔で）ぜひ，どうぞ．では失礼します．
（退室する）

> **解　説**

　必要な情報を上手にとるということ，それは単に質問のしかたというテクニックの問題だけではない．情報をとる目的，その情報の意味，その活用のしかた，それらのことがしっかり把握されていて初めて成立する．

1．患者の表出するものから，患者の病態・心の状態をとらえる

　療養生活は，患者の病態や心の状態に応じて絶えず組み立て直すのだ，という姿勢をナースはもっていなければならない．

　事例Ⅰ-A のナースは，患者の状態に合わせて療養生活を組み立てる姿勢が基本的に欠けている．患者の訴えの背後にあるものを探ろうともせず（①②），また身体の具合も，項目としてあがっていることを機械的にたずねるという態度である（⑤⑥）．一度立てた計画をきちんと実行することばかりを考え，患者に我慢と努力を強いる結果となっている（①③④）．

事例Ⅰ-A	事例Ⅰ-B
①半分ですか．ちょっと少ないですね．食べなければ体力が回復しませんよ．	⑦半分ですか．まだ食欲出ないですか．おなかの調子はどうですか？まだ，お通じはゆるいという感じですか？
②他の患者さんは，おいしいって言ってるんですけどねえ．	⑧痛みとか，おなかの張りはどうですか？
③病院じゃ，患者さん一人ひとりの好みに合わせるわけにはいかないですからね，多少口に合わなくても，自分の身体のことを考えて食べていただかないと……．	⑨一番つらかった時を10とすると今はいくつくらいですか？
	⑩（病院の食事は）お口に合いませんか．
④自分で食べなきゃダメなんですよ．できるだけ食べるようにしてください．	⑪あ，さっき，お昼のパンはみんな召し上がったっておっしゃってましたね．
⑤お茶とか，お水とかはどのくらい飲んでますか？	⑫3食ともパンで大丈夫ですか？
⑥腹痛とか腹満とかはありますか？あ，それから便の状態はどうですか？	⑭他には何か，具合の悪いこととか心配なことはないですか．

　それに対し **事例Ⅰ-B** のナースは，病気の進行・回復のメカニズムを背景に置いたうえで，患者の食欲不振の原因が，病態が回復していないためなのか，嗜好の問題なのか，それとも他に原因があるのかを探ろうとしている．

　食事量を聞いた後，おなかの調子（痛みや張り，下痢の状態）を聞き，またそのつらさの程度を数値で表現してもらい回復の程度をとらえる努力をしている（⑦⑧⑨）．

　また，「病院の食事はうまくない」という患者の言葉を，「お口に合いませんか」と受けとめることで，「かゆが嫌い」という患者の嗜好を引き出し，「昼はパンとスープだったからほとんど食べた」という患者の言葉から「パンが好き」ということをつかむ．そうして食事計画を組み立て直していっている（⑩⑪⑫）．

療養生活を組み立てるための情報をとるということは，決められた項目を機械的にたずねることではない．まずは，患者をよく観ること，そして患者の訴えをよく聴くことである．

　病態に変化はないか，予測される症状はないか，病気の進行と回復の過程，および療養生活の全体像を頭に置き，患者の顔色，表情，動作，言葉からとらえたことを材料に，患者が求めていること，必要なことを探り出すための行動である．科学的探究の姿勢が重要なのである．

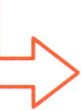
《療養生活とその組み立ての全体像》
《病気の進行・回復過程の把握》
《科学的探究の姿勢》

2．療養生活のしかたを組み立て直し，提案する

　患者自身が病気を治そうとするセルフケアの姿勢をもつことが，病気の療養には大変重要なことである．したがって，療養生活はナースがひとりで組み立てるのではなく，患者とともに組み立て，その過程の中でセルフケアの姿勢を引き出し，それを援助するという構えがなくてはならない．

　具体的には，提案の形で示し，患者が理解し判断できるように，療養生活の組み立てや病気についての情報を出すとともに，助言や励ましをしていくという方法であるが，できるだけ患者の心に負担を与えないように気をつけなくてはならない．土台には，患者の気持ちを読み取り受けとめる姿勢が必要であることは言うまでもない．

事例I-B

①順調に回復しているようですね．では，これからは少しずつ食べる量を増やして，体力を回復させていきましょう．	← 病状に対する情報の提供と提案
②点滴はあくまで補助なんです．直接血液の中に栄養を入れる方式ですから，胃や腸が働いていないんです．自分の身体の力で栄養がとれなければ本当の元気ではないんです．	← ①に対する情報提供
③では，お食事をパン食に切り替えてみましょうか．	← 提案
④よくかんで食べてくださいね．まだ消化力が十分回復していませんから．	← ③に対する助言，情報提供
⑤散歩をお勧めしたいんです．食欲も出ると思いますし……．	← 提案，情報提供
⑥今，病院の中庭のお花がとてもきれいなんですよ．お花，お好きじゃないですか？	← ⑤に対する情報提供 情報収集（患者の嗜好）

《セルフケアの姿勢を引き出す情報収集と提供》

 **ワーク3** 事例2, 事例3, 事例4 のそれぞれについて，役割分担をして読んでみよう．
そして，それぞれの場の状況，患者の気持ち，ナースの行動姿勢を読み取ろう．

 **ワーク4** 事例2, 事例3, 事例4 のナースの行動から考えてみよう．話し合ってみよう．
・患者から，その療養生活の組み立てに必要な情報をとる（あるいは伝える）ためにナースがもつべき能力について
・患者に対応する姿勢について

事例2
点滴注射をしている患者への体温・血圧・脈拍測定の場面（50代女性）

Ns：Nさん，検温の時間ですよ．体温測りましょう．
Pt：（ぼんやりしている）
Ns：Nさ〜ん，どうしました？　具合悪いですか？
Pt：ああ，検温ですか．ちょっと頭が痛くてね……．
Ns：頭が痛くて気分が悪いのですね．
　　では，まず血圧から測ってみましょう．ちょっと手を出してください．手に力を入れないで楽にしていてくださいね．
　　（Ptの手をとって，血圧を測る）
Pt：どうですか？
Ns：130の74で，いつもとそれほど変わりませんけど，手がいつもより熱いですね．熱を測ってみましょう．ご自分でできますか？
Pt：はい．
Ns：じゃあ，お願いします．（体温計を渡す）
　　その間に脈をとらせてくださいね．（脈測定）
　　はい，脈も大丈夫，少し速いですけど正常の範囲です．
　　（体温計の電子音）
　　あ，終わりましたね．見せてください．
Pt：（体温計を渡す）
Ns：（体温計を見て）
　　38.3℃です．これはちょっと高いですね．
　　頭痛のほかには具合の悪いところはないですか．寒気とか，のどの痛みとか．

Pt：寒気はないです．のども大丈夫．でも頭が痛くてね．それに身体が熱っぽいの．
Ns：それはおつらいですね．
Pt：病気が悪化したのかしら．
Ns：あまり病気を悪いほうに考えずに，先生によく診てもらいましょう．熱と頭痛のことは先生に連絡しておきますね．
　　とにかく今はまず安静にして休みましょう．
　　（ふとんを掛け直す）
Pt：はい．
Ns：のどが渇くと思いますので，少し冷たいお水をご用意しますね．ほかに何かご希望はありませんか．
Pt：あのう，氷枕お願いできないかしら．
Ns：はい，氷枕ですね．頭痛が少しやわらぐかもしれませんね．すぐ，ご用意します．
　　では，ちょっと準備してきますので，その間何か用事がありましたらナースコールを押してください．
　　ナースコール，ここにありますからね．
　　（ナースコールをPtの手元に置く）
Pt：はい，ありがとうございます．

事例3

急な入院の案内
（70代男性と妻）

（外来棟1階の入院サポート室で）
Ns：Mさんですね．看護師のSです．入院のご案内させていただきます．
　　急な入院でいろいろご心配でしょう．
Pt：ええ本当に．そんなに悪いのかな，なんて．
Ns：急いで入院していただくのは，状態が悪いからということではなくて，この病気は治療が早ければ早いだけ，身体に負担がかからないということなんです．退院もそれだけ早くなります．
Pt：そういうことなんですか．
Ns：入院は初めてでいらっしゃいますか？
Fm：そうなんです．だから，ちょっとあわててしまって．何もわからないもので．
Ns：大丈夫．安心して治療を受けていただけるようにしますので気を楽にしておいでください．
Pt，Fm：よろしくお願いいたします．
Ns：病室はこの病棟の3階になります．
　　明日の午後，1階の入院受付で手続きをなさってから，こちらの内科外来までおいでください．手続きに必要なものは，こちらの紙に書いてあります．（入院案内書を手渡す）
Fm：入院の手続きというのは？
Ns：1階の入院受付でお名前をおっしゃっていただければすぐできるように手配しておきます．
Fm：はい，わかりました．
Pt：時間は何時ごろがいいですか．
Ns：午後の受付は1〜3時ですので，その間でしたらいつでも結構です．
　　入院に必要な持ち物は，先ほどの入院案内書に書いてあります．今私が申し上げたことも書いてありますから．
Pt：（入院案内書を見て）あ，ここですね．
Ns：持ち物はたいていのものは病院の売店で購入できます．バスタオルなどはお貸しすることもできますから，必要な場合はおっしゃってください．
Fm：はい，ありがとうございます．
Ns：他に何かお聞きになりたいことはありますか？
Pt：いや，今のところは．では，明日まいりますのでよろしくお願いします．
Ns：はい，お待ちしております．
　　（Pt，Fm，退室する）

事例4

ひとり暮らしの高齢者の退院指導
（80代女性，膝骨折，1週間後退院予定）

Ns：（大きな声でゆっくりと）
　　Kさん，来週退院なんですけど，お家に帰ってからのこと，今お話ししてもいいですか．
Pt：はい，お願いします．
Ns：じゃあ，ちょっと座らせてもらいますね．
　　（ベッド脇に椅子を持ってきて座る）
　　Kさんはひとりでお住まいでしたね．
Pt：はい，夫が亡くなってからはずっとひとりです．子どもがいないものですから．
Ns：どなたか近くにご親戚はいらっしゃいますか？
Pt：いえ，皆遠くに住んでおります．
Ns：そうですか．
　　リハビリをしてだいぶ回復はしていますが，まだ，前のように歩くには少し時間がかかりそうなので，お買い物や家の中のことなど，近所にどなたか手助けをしてくださる方がいないかと思いまして……．
Pt：あいにくおりませんの．お友だちも皆私と似たり寄ったりの年頃で……．
Ns：ヘルパーさんを頼むのはお嫌ですか？
Pt：いえ，そんなことはないんですけど，どこにお願いしたらいいのか……．それにいい方がいらっしゃるか心配で．
Ns：そうですね．この病院には，そういったことのご相談を受けたり，手続きのお手伝いをするソーシャルワーカーがおりますので，相談なさってみてはいかがですか？
　　私がご一緒しますから．
Pt：助かります．お願いします．
Ns：では，予約を取っておきますね．明日か明後日の午後はいかがですか．
Pt：はい，結構です．
Ns：リハビリの時間と重ならないようにしますからね．時間が決まったらお知らせします．
Pt：はい，よろしくお願いします．
Ns：では，もう少し，お家の様子を聞かせてください．お風呂とかトイレが一番大変かと思いますけど，どんな感じですか？　手すりとかはついていますか？
　　（聞き取りが続く）

> 3．状況・状態の変化に対応しつつ，探究的に情報を取る

　苦痛や発熱を伴うような患者の体調の変化は，患者に，苦痛ばかりでなく病気の悪化への不安も生み出す．そうした状況で求められるのは，単に身体の状態を機械的に測定し医師に報告するということではない．

　事例2 は，定時のバイタル測定の場面であるが，頭痛を訴える患者に対し，ナースは，通常のバイタル測定の順番とは異なり，まず血圧を測定し，その際の手の熱さから次には体温を測っており，探究的に発熱と頭痛の根源を探ろうとしていることがわかる．同時に，その際に得られたよい情報をその都度患者に伝え，不安をやわらげようとしている姿勢も読み取れる（①②③④⑤⑥）．

①Nさ～ん，どうしました？　具合悪いですか？
②頭が痛くて気分が悪いのですね．では，まず血圧から測ってみましょう．
③130の74で，いつもとそれほど変わりません
④手がいつもより熱いですね．熱を測ってみましょう．
⑤脈も大丈夫．少し速いですけど正常の範囲です．
⑥38.3℃です．これはちょっと高いですね． 　頭痛のほかには具合の悪いところはないですか．寒気とか，のどの痛みとか．

　また，病気の悪化を心配する患者に，今は安静にすることが第一と助言しつつ，体調の変化については主治医に連絡し医学的対応を求めることを伝え，不安をやわらげることに努めている（⑦⑧）．

⑦あまり病気を悪いほうに考えずに，先生によく診てもらいましょう．熱と頭痛のことは先生に連絡しておきますね．
⑧今はまず安静にして休みましょう．（ふとんを掛け直す）

　⑨⑩は，頭痛と身体の熱っぽさを訴える患者のために，その苦痛を緩和しようとするための行動であるが，それを伝えつつ，患者の要望も引き出している．

　そしてナースコールをすぐ押せるように患者の手元に置き，⑨⑩の準備をする間も，患者の病状の変化・不安にしっかり対応するという姿勢を患者に伝えている（⑪）．

⑨のどが渇くと思いますので，少し冷たいお水をご用意しますね．ほかに何かご希望はありませんか．
⑩はい，氷枕ですね．／すぐ，ご用意します．
⑪準備してきますので，その間何か用事がありましたらナースコールを押してください．ナースコール，ここにありますからね．（ナースコールをPtの手元に置く）

《状況・状態の変化への対応》
《探究的な情報収集》

4．行動のしかたがイメージできるように伝える

事例3は，検査の結果，急に入院することになり，不安を表している患者とその家族に入院の案内をする事例である．この患者と家族の不安は，急な入院が病態の悪化ではないかという不安と，初めての入院に対する不安の，二重の構造をなしている．

ナースはまず，急な入院の理由は，病態の悪化ではなく効果的に治療を進めるためであることを説明し，第一の不安をやわらげている（①②）．続いて入院の経験の有無を聞くと，患者も家族も初めてで，病気の不安に加えて，療養生活に対する不安もあるということがわかる（③）．

> ①急な入院でいろいろご心配でしょう．

> ②急いで入院していただくのは，状態が悪いからということではなくて，この病気は治療が早ければ早いだけ，身体に負担がかからないということなんです．退院もそれだけ早くなります．

> ③入院は初めてでいらっしゃいますか？

次は第二の不安への対応である．

療養することになる病室階と，入院手続きの日時・場所とを伝えた後，手続き後は内科外来まで来るように伝えている．入院のために必要な持ち物は入院案内書を読んで揃えるように伝えたうえ，生活関連の物品については売店でも揃うし，レンタルもできるという情報を付け加える．

右も左もわからぬ患者と家族に対しての入院案内は，一見簡略にも見えるが，細かく内容を示すのではなく，しなければならないこと，後でもできること，読めばわかること，聞けばわかること，その行動の目安を示している（④⑤⑥⑦⑧）．

> ④病室はこの病棟の3階になります．明日の午後，1階の入院受付で手続きをなさってから，こちらの内科外来までおいでください．

> ⑤手続きに必要なものは，こちらの紙に書いてあります．（入院案内書を手渡す．）

> ⑥午後の受付は1～3時ですので，その間でしたらいつでも結構です．

> ⑦持ち物はたいていのものは病院の売店で購入できます．バスタオルなどはお貸しすることもできますから，必要な場合はおっしゃってください．

> ⑧他に何かお聞きになりたいことはありますか？

わからないということは，不安を生み出す．しかし，その内容を詳しく説明しても，その内容が理解できなかったり覚えられなかったりすれば，かえって不安を増すことになる．

大切なのは，わからないことへの対処のしかたを伝えるということである．どう行動すればよいかの見当がつくようにすることである．困ったときには，いつでもそれに対応してもらえる環境がある，必要なときに必要なことをきちんと教えてもらえる，ということがわかれば安心できる．

そのことが相手に感じられるように伝えることが大切である．

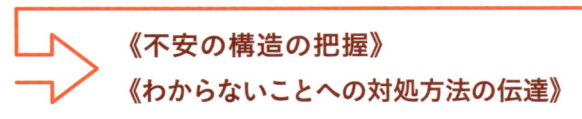

《不安の構造の把握》
《わからないことへの対処方法の伝達》

5．相手の自尊心，意思を大切にする

相手から情報を得る際，伝える際には，その自尊心を損なわないように対応しなければならない．

身体機能が低下し，視覚聴覚や理解力の衰えを見せている高齢者に対しては，子ども扱いにしがちなので，特に配慮が必要である．

事例4 は，高齢患者の退院指導である．高齢の相手に対しナースは，しっかり聞き取れるように，大きな声でゆっくりと話す．まず，これから話をしていいかと了承を求めてから話を展開していく．また，落ち着いた雰囲気で話せるよう，椅子に座って話をしている（①②）．

> ①（大きな声でゆっくりと）
>   Kさん，来週退院なんですけど，お家に帰ってからのこと，今お話ししてもいいですか．
> ②じゃあ，ちょっと座らせてもらいますね．
>   （ベッド脇に椅子を持ってきて座る）

退院後の生活について，ひとりでは困難なことを説明し，どうすればよいかを話し合うが，そこには相手の自尊心を傷つけないようにとの配慮が感じられる．そして「私がご一緒しますから」と決断のハードルを低くしながらも，常に相手の意志を尊重し，自己決定を助ける姿勢が表れている（③④⑤）．

> ③ヘルパーさんを頼むのはお嫌ですか？
> ④相談なさってみてはいかがですか？　私がご一緒しますから．
> ⑤明日か明後日の午後はいかがですか．

また，全体の言葉づかいが丁寧で，高齢者に対する敬意を感じることができるが，これはそのときに意識したからといって急にできるものではない．日常生活において心がけ，行動を積み重ねることによって自然体でできるようになるのである．

　《自尊心の尊重と，自己決定への支援，そしてその表現》

コラム　看護のコミュニケーションはここから始まる

●● まず，自己紹介を
　療養生活において患者は，慣れない環境での戸惑いや不安が大きい．コミュニケーションも自由にはとれない状況にあることが多い．
　ナースは病室を訪れ，患者に必要なケアを説明しその実施にあたるが，その際に，自分が担当ナースであるとしっかり自己紹介することがケアの第一歩であり，患者との信頼関係のスタートとなる．

●●「おばあちゃん」と呼ばないで
　病院で高齢者の患者に「おじいちゃん」「おばあちゃん」と話しかけているのを見ることがある．そのことについて，82歳になる母親が入院しているという息子からの投書が新聞に掲載されていた．
　病院に見舞いに行ったところ，母親が「おばあちゃん」と呼ばれているのを知った．母親は行動的で，ファッションにも気をつかい，年寄り扱いをされることを嫌っている．家族の中でも「おばあちゃん」とは呼んでいない．孫がいるが，私たちは今までどおり「ママ」と呼んでいる．ところが病院では「おばあちゃん」と呼ばれ元気がない．病気を治す場が反対に元気を失わせている．お世話になっている立場で失礼だが考えてほしい，という主旨．
　親しみを込めた表現であっても，本人や家族が望んでいる以外はその人の名で呼ぶべきであろう．意識がもうろうとしているとき，手術のときなどの問いかけは，名前で呼びかけるからこそ，本人は自分の名前に反応するのである．

●● 患者をフルネームで確認していますか
　患者その人に対して，その人のための医療行為が正しく行われることが，医療の大原則である．
　それを確実に行うための第一歩が，患者の名前をフルネームで呼び，本人であると確認をすることである．名字だけでは，同姓や似たような名字の場合に，聞き間違えることがあるからである．
　入院して間もない患者，難聴のある患者，意識低下のある患者，苦痛のある患者など，聞き取る力が低下している場合には，患者の取り違えがないように，このフルネームでの呼びかけが特に重要になる．はっきりとした声で呼びかけ，患者からの「それは自分だ」という反応を確認しなければならない．

●● 患者への共感と支持
　励ましたくて言った一言が，相手の心を深く傷つけてしまう場合がある．日常のコミュニケーションにおいても，そうしたことはしばしばあるものだ．ましてや，それぞれさまざまな疾患をかかえ，身体的にも精神的にも敏感になっている患者の心は，非常に傷つきやすくなっている．
　≪患者の心を傷つける医療者の態度≫
　「こんな時間に○○してはだめじゃないですか」と相手に対して善悪を判断する評価的態度．
　「何をどれだけ食べたか，言ってみてください」と言った調査的態度．
　「特に心配いりませんよ．とりあえず検査しときますか」と相手の不安を受けとめない逃避的態度．
　「また○○しなかったんですね」と，言い分も聞かずに決めつける断定的態度．
　医療に携わるものは，相手の事情に耳を傾けてその行動や考えを受けとめる支持的態度，痛みや心配を相手の立場に立って理解するよう努める共感的態度，この2つをしっかり身につけて対応したいものである．

3 患者の苦痛や不安を読み取り，受けとめる

　患者は，病気やケガによる苦痛や不安（ときには生命への危機感），検査・治療などによる生活の規制を強いられ，慣れない環境で我慢の入院生活を送っている．ナースはこのような状況にある人の不安・苦しみを受けとめ，できるだけ心の安らぎが得られるようにしなければならない．そのためのコミュニケーションは，どう展開したらよいだろうか．

> **事例 1**
> 不眠を訴える患者，入院2日目（70代女性）

Ns：Sさん，おはようございます．今日はどうでしたか？　よく眠れましたか？
Pt：やっぱりだめ．枕が合わなくてね．やっと眠れたと思ったら，今度は夜中に目が覚めてね．トイレに行った後は明け方までずっと眠れなかったのよ．これじゃ病気より不眠症で死んじゃいそうだわ．

A	B
Ns：そんなに心配しなくても大丈夫ですよ，Sさん．実際には眠っているのに眠っていないと思っていることがよくあるんです．必要以上に神経質になっちゃって，不眠症だと思い込んでる方が多いんですよ． Pt：私はそんなのじゃないわ．本当に明け方まで眠れなかったんですもの． Ns：そうですか？　昨日は夜中に2回見回りましたけど，よく眠っていらっしゃいましたよ． Pt：看護師さんは私がうそをついているって言うんですか？ Ns：そうじゃなくて，眠れてないと思っているだけではないかと……． Pt：自分で眠っているか，起きているかわからなくなっているとでも？　年寄りだからってバカにしないでちょうだい． Ns：いえ，そんなつもりじゃありませんけど……． Pt：帰ってくれません？　これ以上話したくありません．	Ns：それはおつらかったですね． Pt：眠れないから，家のことなんかもあれこれ考えて，余計眠れなくなっちゃって……． Ns：ご心配ですよね．朝まで長く感じられたでしょう． Pt：そうね．疲れたわ．肩もこっちゃった． Ns：枕が楽じゃなかったんですね． Pt：ええ，枕がかたくてね．私かたい枕は苦手なの． Ns：それで，お家のようには眠れないんですね． Pt：まだ，緊張しているからなのかもしれないけど，枕のせいもあるんじゃないかって． Ns：枕，替えてみましょうか． Pt：替えてくださるの？ Ns：はい．お家のようにはいかないかも知れませんけど．何種類かありますので試してみましょう． Pt：助かるわ．ありがとう． Ns：まだ他にも原因があるかもしれませんけど，とりあえず，枕をいくつか持ってきますね． Pt：はい，お願いします． Ns：じゃあ持ってきますので，しばらくお待ちください．

 ワーク1　2つの事例における，A，Bのナースの対応を比較して，患者の苦痛不安を読み取り，それを受けとめるためのポイントは何か，考えてみよう．

 ワーク2　痛みの程度を聞き出し，客観的に判断する方法を調べてみよう．

事例2

抗がん剤治療後，手術のために再入院．1週間後に手術予定の患者（60代男性）

Ns：Aさん，今日は気分どうですか？
Pt：食欲はないし身体がだるいんだ．この手を見てみろ．こんなに細くなっちまった．医者は，あとは手術だけだって言ってるが，手術に耐えられるかどうかわからんよ．

A	B
Ns：大丈夫ですよ．検査値は抗がん剤治療前よりよくなってます．体温も血圧もみな安定してますし，痛みもやわらいでいるようですしね． 　　Aさん，あまり痛いっておっしゃらないじゃないですか．それってよくなっている証拠ですよ． Pt：無責任に言うな．我慢してるだけだ．俺の身体の痛みは俺にしかわからないよ． Ns：とにかく，手術まであと1週間です．それまでの辛抱ですから，弱気にならないで頑張りましょう． Pt：先生もあんたも，同じことしか言わないね．手術さえすればみんなよくなるみたいに．でもこれじゃあ，手術にも耐えられないよ．よくなっているっていうけど，一向に食欲も出てこない．無理して食ってるんだ． Ns：手術をすればよくなりますから．元気を出してください． Pt：……	Ns：よくなっているって感じがしないんですね． Pt：ああ． Ns：食欲が出ないんですね． Pt：無理して食ってるんだ． Ns：そうなんですか． 　　データは抗がん剤治療前よりずいぶんよくなっているんですけどね〜．体温も血圧も正常値になりましたし，貧血も改善されているんです． Pt：ふ〜ん．でも実感ないんだよね． Ns：落ちてしまった体力はすぐには回復しないので，実感わかないかもしれませんけど……．痛みのほうはどうですか．抗がん剤治療の前のときを10としたら，いまいくつぐらいですか？ Pt：そうだな，2か3ってとこかな．これは． Ns：よくなってるってことじゃないでしょうか． Pt：たしかに，がんは小さくなっているんだからなあ． Ns：がんが小さければそれだけ手術のリスクは小さくなります．あとは体力です．体力がついていればいるほど術後の回復が早くなります． Pt：ああ，先生から聞いた． Ns：栄養剤も補給していますけど，この1週間，ご自分でもしっかり食べていただきたいんです． Pt：まあ，頑張るよ．しかたないからね． Ns：食欲がないのは運動不足もあるかもしれません．病院の中を歩くだけでも結構運動になります． Pt：おなかすかせて食べろってことね． Ns：はい，お願いします．（笑顔）

事例3

バイク事故による受傷（頭部および全身打撲），入院当日（19歳男性）

事故で急に入院となった患者に対応する事例である．
コミュニケーションのポイントは何か，患者の気持ちを推測して考えてみよう．

命にかかわる急変の可能性のある患者に対して，自分の身体の変化に気をつけるように指導する際のポイントについて考えてみよう．

＊全身打撲
　広がりのある範囲の複数箇所を打撲している場合をいう．

Ns：Eさん，大変でしたね，突然のことで．
　　少しは落ち着きましたか．
Pt：いや，まだ．事故のショックが残ってて……．
Ns：そうでしょうね，なにしろ車とぶつかったんですから．よく打撲で済んだなって，ドクターが驚いてましたよ．
Pt：事故ったとき，これで僕もおしまいか，って思いました．骨も内臓も大丈夫だったって聞いて，ホッとしました．
Ns：でも安心しちゃだめですよ．頭打ってますからね．先生からお聞きになっていると思いますけど，CT画像では脳に異常は見られませんでしたが，硬膜外血腫っていって，小さな傷から少しずつ出血して血の塊ができて脳を圧迫しちゃうことがあるんです．命にかかわりますからね．
　　しばらくの間は頭痛や吐き気など体調の変化があったら，すぐ連絡してくださいね．
Pt：はい，先生にもそう言われました．
Ns：身体のほうはいかがですか．痛みの具合は．
Pt：思ったよりは痛くないんですけど……．
Ns：事故からあまり時間が経っていないので，まだ興奮していてアドレナリンが出ているんだと思います．緊張したときに出るホルモンなんですけど，その働きのおかげで痛みはそれほど感じないんです．
Pt：アドレナリンって，そういう働きもするんですね．
Ns：危険なときに活動を維持できるように働くんだそうです．
Pt：人間の身体ってうまくできてるんですね．
Ns：落ち着いてくると，アドレナリン分泌が抑えられるので，だんだん痛みを感じるようになります．
Pt：これから痛くなってくるってことですか．
Ns：はい，恐らく．痛みが強くなってきたら，おっしゃってくださいね．
　　さあでは，アドレナリンが働いているうちに，早く手当てをしていきましょう．打撲のひどいところを冷やしていきますので，身体を見せていただきたいんですけど，よろしいですか？
Pt：アイシングってやつですね．
Ns：よくご存じですね．
Pt：ええ，僕バスケやってるんで．捻挫したときなんか，アイシングするんです．
Ns：早くまたバスケができるように，しっかり治療していきましょうね．
Pt：はい，お願いします．
Ns：（患者の身体を調べていきながら）
　　ええと，まず，右肩ですね．かなり打ってますよ…

事例 4

娘の容体を心配する母親 （娘20代，急性腎炎による入院後2週間）

患者の家族は，患者と同様の不安を抱くことから，第二の患者といわれる．自身のことではないので病気やケガによる苦痛がわからないということからの不安が大きい．
それを引き出し，受けとめるコミュニケーションのポイントを考えよう．

患者の家族の不安をやわらげる要素とは何か，考えてみよう．

（ナースステーション受付で）
Fm：302号室のKの母ですが，ちょっと娘のことでお聞きしたいことがあって…
Ns：ああ，Kさんのお母さんですね．担当のMがもうすぐ戻ってまいりますので，受付前の椅子にお掛けになってお待ちください．
　　（Mナースに連絡．数分後Mナースが戻ってくる）
Ns：ああ，Kさんのお母さん．お待たせしました．
Fm：お忙しいところすみません．
Ns：いえいえ．どうなさいましたか？
Fm：娘の病気ですけど，回復してるんでしょうか？　元気がないみたいなので……．本当のところどうなんですか．
Ns：お母さん，相談室が空いているようですから，そちらに行きましょう．ゆっくりお話しできると思いますから．
　　（相談室に案内する）
Ns：病気が回復してないのでは，というご心配なんですね．
Fm：ええ．食欲もあまりないみたいですし……．
Ns：そうですか．病気はむしろよくなっていて，退院を検討しようかという段階に来ているんですけど．
Fm：そうなんですか．
Ns：はい，お嬢さんにもお伝えしてあります．ですから，何か別の原因があるかもしれませんね．
Fm：別の原因ですか……．
Ns：お嬢さんとゆっくりお話をしてみてはいかがでしょう．
Fm：そうですね．この頃あんまり話ができていなくて……．
Ns：散歩しながらというのはどうですか．気分転換になりますし，運動にもなります．おなかがすかないのは運動不足が原因しているかもしれませんので．ここの病院は屋上からの見晴らしがとてもいいんですよ．ベンチもあって，疲れたら休めます．
Fm：屋上散歩ですか．
　　……少しおやつ持ってきてもいいでしょうか．娘，私の手作りクッキーが好きなんです．
Ns：はい，少しなら．先生から許可が出ています．
Fm：よかった．何か元気の出ることないかって，いろいろ考えてたんですけど，なかなか思いつかなくて．
Ns：ご心配ですね．私たちも，何か気になっていることがあるのか，お嬢さんにそれとなく聞いてみますね．
Fm：ありがとうございます．よろしくお願いします．
Ns：はい．何かご心配なことありましたら，遠慮なくおっしゃってください．

解説

　療養生活を送っている患者は，その治療・処置・検査に対する恐怖と，自分が背負っている病気やケガへの不安をもっている．検査はつらくないだろうか，その結果は悪くないだろうか，病気が悪化していないだろうか．治療は効果があるのだろうか，薬の副作用は起きないだろうか，後遺症は残らないだろうかなど，人によって数限りない恐怖と不安，苦痛を伴っているのである．こうした患者の心の負担に対しては，それを受けとめ，分かち合おうとする姿勢が必要である．

　これら患者の苦痛や不安は，主観的感覚であり，個人的なものであり，その内容・程度は一人ひとり異なる．ナースは，患者一人ひとりの苦痛・不安や恐怖，疑問を表出できるようにし，それに合わせた対応をできるようにすることが必要である．

Ⅰ．患者のもつ苦痛・不安をとらえ受けとめる

　苦痛・不安には，病気そのものが直接及ぼす諸症状による身体的苦痛・不安をはじめ，療養生活がもたらす二次的なもの，慣れない環境や制約のある生活から生まれるさまざまな精神的苦痛・不安がある．まず患者のもつ苦痛や不安がどのようなものであるか，ナースは患者の状態を観察し，その内容やその変化を読み取ることが必要である．

　事例Ⅰ は，入院以来よく眠れず，いらだっている患者の例である．健康な人でも不眠が続くと，精神的に疲れが出てきてイライラすることがある．そのいらだちを受けとめ，患者とともに不眠の原因を探り問題を解決することが課題である．

　ナースAは，夜間の2回の見回りで患者が眠っていたと観察したため，不眠を訴える患者に対し，それは「思い込みではないか」と不眠そのものを否定する．不眠を過度に心配しないようにとの気持ちからではあるが，眠っているか起きているかも自覚できない年寄り扱いされたと，患者を怒らせてしまう．

事例Ⅰ-A	事例Ⅰ-B
①大丈夫ですよ．Sさん．実際には眠っているのに眠っていないと思っていることがよくあるんです．	①それはおつらかったですね．
	②ご心配ですよね．朝まで長く感じられたでしょう．
②夜中に2回見回りましたけど，よく眠っていらっしゃいましたよ．	③枕が楽じゃなかったんですね．
	④それで，お家のようには眠れないんですね．
③眠れてないと思っているだけではないかと……．	⑤枕，替えてみましょうか．

　一方，ナースBは，まず患者が訴えている不眠のつらさを受けとめ理解する姿勢を示す．そして，患者が強く主張する不眠の原因「かたい枕」という条件を取り除くことを提案する（①②③④⑤）．

　入院直後の不眠は，環境の変化に対するストレスからのものが多いといわれている．自分の訴えをナースが受けとめ，それに対応する姿勢を示してくれたことで，ストレスは小さくなっていく．患者は，ナースBの対応の過程で，眠れないのは「緊張しているからなのかもしれない」と，枕原因説に固執しない姿勢を示す．これは，自分の訴えを受けとめてもらったことで，患者の気持ちが落ち着いてきたということを示している．

　ナースBはそうした患者の心の変化も受けとめつつ，患者の訴えに寄り添う姿勢を示していく．

事例2 の患者は手術を1週間後に控え，自分がそれに耐えられるかを心配している．食欲がなく身体がだるいということと，抗がん剤治療の結果の身体の衰えから，自分の体力に自信が感じられないのである．それに対し，A，B2人のナースはそれぞれどう対応しているか．

事例2-A

① 大丈夫ですよ．検査値は抗がん剤治療前よりよくなっています．体温も血圧もみな安定していますし，痛みもやわらいでいるようですしね．Aさん，あまり痛いっておっしゃらないじゃないですか．それってよくなっている証拠ですよ．

② とにかく，手術まであと1週間です．それまでの辛抱ですから，弱気にならないで頑張りましょう．

③ 手術をすればよくなりますから．元気を出してください．

事例2-B

④ よくなっているって感じがしないんですね．

⑤ 食欲が出ないんですね．

⑥ データは抗がん剤治療前よりずいぶんよくなっているんですけどね～．体温も血圧も正常値になりましたし，貧血も改善されているんです．

⑦ 落ちてしまった体力はすぐには回復しないので，実感わかないかもしれませんけど……．痛みのほうはどうですか．抗がん剤治療の前のときを10としたら，いまいくつぐらいですか？

ナースAは，患者の不安を「大丈夫」と一蹴する．そして，体温・血圧の安定と，患者が痛みを訴えていないことをあげて，患者の病態がよい方向に向かっていると説明する（①）．患者はそれに納得せず，自分の身体の状態の悪さをさらに訴えるが，ナースは患者の不安を受けとめることなく，「頑張ろう」「弱気になるな」と激励する（②③）．

患者の苦痛や不安に対する対応でありがちなのは，ナースが自身の観察力を過信し，患者の状態は把握できているという自信のもとに行動し，患者を説得しようとすることである．しかし，患者の気持ちを受けとめないままに展開される説得は，患者の心を動かさない．

それに対してナースBは患者の訴えを受けとめ，不安の根源を探ろうとする（④⑤）．

そして，身体の状況を示すデータがよいにもかかわらず実感がもてないその状況をとらえる．落ちてしまった体力の回復は遅いためその実感を得にくいことを伝えつつ，状態の回復を実感できる方法として，抗がん剤治療の前と比較した痛みの変化を患者に聞く．患者に，自身の病態を客観的にとらえる視点を提供し，患者自身で回復状況を感じ取ってもらうようにしたのである（⑥⑦）．

最後にナースBは，食欲不振は必ずしも病気のせいばかりではなく，運動不足も原因になると話す．広い視野をもって病気に対応する姿勢が必要であることを伝える一言である．

《苦痛や不安を受けとめたことの表現》
《苦痛や不安に対応する姿勢の表現》
《患者自身が病態の変化を自覚する視点の提供》

2. 患者の苦痛や不安に具体的に対応する

　患者の苦痛は，病気の急性症状や慢性症状として現れ，また病気の治療手段としての手術や化学療法・放射線療法などの治療の過程でも多く現れる．そうした苦痛は，単に身体的な感覚にとどまらず，休息・睡眠・食欲をはじめ日常生活行動，社会活動にも影響を与え，不安を生み出していく．

　日々のケアの中で，苦痛と不安の原因・状態に応じた適切な対応（症状緩和のための薬物投与，安楽な体位の工夫，環境調整など）に努めるのがナースの仕事である．「大丈夫ですよ」「きっとよくなりますから」などと安易に励ますのではなく，患者の訴えを心から聴き，それを受けとめ具体的に対応する姿勢が患者の不安の気持ちをやわらげていくのである．

●枕が固くて眠れないと訴える患者に	枕，替えてみましょうか． 何種類かありますので試してみましょう．
	他にも原因があるかもしれませんけど，とりあえず，枕をいくつか持ってきますね．
●病気の悪化を心配している患者に	落ちてしまった体力はすぐには回復しないので，実感わかないかもしれませんけど……． 痛みのほうはどうですか．抗がん剤治療の前のときを10としたら，いまいくつぐらいですか？
●患者（娘）の元気のなさを心配している母親に	（病気は回復しており，元気のなさは別の理由と推測し） お嬢さんとゆっくりお話をしてみてはいかがでしょう．
	（話しにくさを感じていることを読み取って） 散歩しながらというのはどうですか．気分転換になりますし，運動にもなります．

 《苦痛や不安への具体的対応能力》

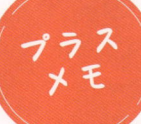

コミュニケーションのバックグラウンドを豊かに

　看護のコミュニケーションのバックグラウンドには，患者の身体的状況を正しく判断する力，そしてそれを改善に向かわせるための医学的視点がある．この項の事例にもあったような，患者の痛みの把握のしかたや，術後の回復と体力の関係，頭を打撲した患者への注意，緊張時に起こる身体の変化などなど．患者の状況・状態を読み取り働かせるそうした力があって初めて，患者に対する適切なコミュニケーションが成立する．

　豊かなバックグラウンドがあってこそ成り立つ，看護のコミュニケーションである．

3．苦痛や病態についての情報を提供する

事例3 では，打撲だけで済んだと喜んでいるバイク事故患者の青年に，ナースは，今後起こる可能性のある病態の変化や苦痛についての情報を提供し，自身の容態の変化に気を配るようにと伝えている．

こうした情報については，一方的に難しい説明をするのではなく，患者の理解度を確認しながら，わかりやすく伝える必要がある．

《硬膜外血腫についての注意》

> Ns：でも安心しちゃだめですよ．頭打ってますからね．
> 　　先生からお聞きになっていると思いますけど，CT画像では脳に異常は見られませんでしたが，硬膜外血腫っていって，小さな傷から少しずつ出血して血の塊ができて脳を圧迫しちゃうことがあるんです．命にかかわりますからね．
> 　　しばらくの間は頭痛や吐き気など体調の変化があったら，すぐ連絡してくださいね．
> Pt：はい，先生にもそう言われました．

次は，相手の反応を見ながら，患者に取ってもらいたい行動のしかたを伝えている例である．

《痛みについての説明》

> Ns：事故からあまり時間が経っていないので，まだ興奮していてアドレナリンが出ているんだと思います．緊張したときに出るホルモンなんですけど，その働きのおかげで痛みはそれほど感じないんです．
> Pt：アドレナリンって，そういう働きもするんですね．
> Ns：危険なときに活動を維持できるように働くんだそうです．
> Pt：人間の身体ってうまくできてるんですね．
> Ns：落ち着いてくると，アドレナリン分泌が抑えられるので，だんだん痛みを感じるようになります．
> Pt：これから痛くなってくるってことですか．
> Ns：はい，恐らく．痛みが強くなってきたら，おっしゃってくださいね．
> 　　さあでは，アドレナリンが働いているうちに，早く手当てをしていきましょう．

 《苦痛や病態についての医療的把握》
《患者の理解度の読み取り》

情報の取りかた・伝えかた

1. 患者の気持ちを推測し，苦痛や不安などを表出できるようにする

　療養生活における苦痛・不安には，病気が直接もたらす身体的苦痛をはじめ，病気が生み出すであろう生命の危険や障害に対するもの，家族に対する心配，仕事の進行や継続に対する不安，経済的生活の不安など，幅広いものがある．不安が強くなると，認識や思考が働かなくなり，緊張や不眠，食欲低下などにより心身の疲労をもたらすようになる．

　そうしたときそばにいて，そのつらさを自分の中だけに閉じ込めることなく，患者がその心を率直に訴え表現できる場づくりをすること，そして引き出されたものを理解し受けとめることが，苦痛や不安をやわらげることになる．

　患者の抱える苦痛や不安は百人百様であるので，引き出しかたもさまざまになる．患者の状態・状況に応じた適切な引き出しかたを工夫していくことが必要である．

オープンクエスチョンで	具合はどうですか
	何か心配なことはありませんか
例をあげて聞く	頭が痛いとか，眠れないとか，何かつらいことや気になることはないですか
患者の容体や，気にしていることについて聞く	傷の痛みの具合はいかがですか？

　症状などの説明ができない患者（幼児，重症患者，言語障害など）には，
「ハイ」「イイエ」あるいは首を振るなどの動作で答えられるようにする．

はっきりした声で，具体的に	おなかは痛くないですか　　→返事を待つ，反応を見る 胸は苦しくないですか　　　→返事を待つ，反応を見る
部位に手を当てて	ここは痛いですか　　　　　→返事を待つ，反応を見る この辺はどうですか　　　　→返事を待つ，反応を見る もっと上（下）ですか　　　→返事を待つ，反応を見る
確認する	ここが痛い（苦しい）のですね

《苦痛や不安の表出を助ける問いかけ》
《苦痛や不安に対応する姿勢の表現》

2. 苦痛や不安の内容，その程度・変化を具体的にとらえる

痛みは，基本的にはその人の主観的な感覚であり，その実態を他人に伝えることはきわめて困難である．痛みについては，部位や範囲，程度，持続時間や生活や活動による変化，増悪や軽減のきっかけになる因子などに分けて患者に問いかける方法や，数値や言葉で表現してもらうことによって苦痛の状態を判断する方法などがある．そうした方法を活用して，患者自身からその病気の情報を得るよう工夫することにより，より的確なケアが可能になる．

《苦痛や不安の程度・変化をとらえる技術》

痛みを聞き出す

《痛みの場所》
「どこが痛いですか」
「○○全体が痛いんですか，それともどこか強く痛むところがありますか」
その部位を押さえながら「ここは痛いですか」
患者の反応を見て「もっと上（下）ですか」

《どのような痛み（不快感）ですか》
ズキズキ　キリキリ　ヒリヒリ　ジンジン
ムカムカ　シクシク　チクチク　ガンガン
にぶい痛み　鋭い痛み
締めつけられるような　焼けつくような
重いものを乗せられたような

《痛みの始まり》
「いつから痛いですか」
「何か原因だと思うことがありますか」

《どういう時に痛いですか》
「ずーっと痛いんですか，それとも○○したときに痛いんですか」
「食事の前（食事の後）ですか」
「朝起きた時ですか」「寝ている時もですか」

《痛みの変化を聞き出す》
「今日の具合はどうですか」
「昨日の痛みが10だとすれば今日はいくつぐらいですか」
「新しく痛みが出てきたところはないですか」

痛みの評価基準

スケールを患者に示し
一番近い状態を選んでもらう．

■ ペインスケール（痛みのものさし）

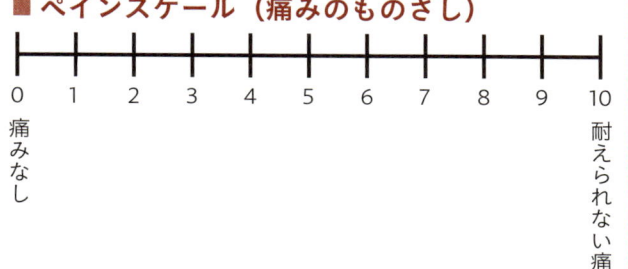

■ フェイススケール

Wong-Baker FACES® Pain Rating Scale

　0　　　2　　　4　　　6　　　8　　　10

0：全く痛まない　　2：ほとんど痛まない
4：軽い痛み　　　　6：中等度の痛み
8：高度の痛み　　　10：耐えられない痛み

 制限をつけずに聞かれた場合，内容の例をあげて聞かれた場合，ポイントを絞って聞かれた場合で，答えやすさや，答える内容はどう違うか．患者の立場になって考えてみよう．

質問	答えやすさ，答える内容
●制限をつけずに聞く ・気分はどうですか． ・他に何か心配なことはないですか．	
●例をあげて聞く ・頭が痛いとか，眠れないとか，何かつらいことや気になることはないですか．	
●患者の容体や，気にしていることについて聞く ・傷の痛みの具合はいかがですか？ ・今日はよく眠れましたか？	

 下はたずねかたのNG例である．どう言い換えたらよいか．原則は，下記の3点である．
①ひとつずつたずねる　②患者にわかる言葉で（専門用語は使わない）　③決めつけない
下の事例はどこに問題があるか．どう言い換えたらよいか．

NG例	どう言い換えたらよいか
おなかの痛みは減ってきましたか．腹満したりしていないですか．昨日と比べてどうですか．	
清拭を始めます．仰臥位にしますよ．	
では，これからリハに行きましょう．お手洗いは大丈夫ですよね．	

 うっかり使いがちな専門用語，職場の略語．わかりやすい言いかた，聞き間違えない言いかたに直してみよう．

用語	聞こえかた	どう言えばよいか	用語	聞こえかた	どう言えばよいか
清拭	セイシキ		腹満	フクマン	
足浴	ソクヨク		悪心，悪寒	オシン，オカン	
仰臥位	ギョウガイ		禁食	キンショク	
体位変換	タイイヘンカン		バイタル	バイタル	
寝衣交換	シンイコウカン		オペ	オペ	
師長	シチョウ		リハ	リハ	

4 さまざまな環境，変化する状況に対応する

　患者の置かれた療養生活の環境や，その中での状況はいつも同じではない．それぞれの環境，状況をしっかり把握し，それをふまえて対応する必要がある．病室の条件の違い，患者の体調や病態の変化，見舞い客などの外的要因による違い，入院生活の変化などをよく見極めた対応が必要である．

事例 1
大部屋にいる患者（左片麻痺）の部分清拭と寝巻の交換（80代女性）

A

　　　（患者のケアを終えて退室しようとするところ，隣の患者Fに呼び止められる）
Pt：（小声で）
　　　すみません．ちょっとお願いします．
Ns：（明るく大きな声で）
　　　はいFさん，なんですか．
Pt：（小声で）はい，あのう……．
Ns：（患者Fのそばに行く）
　　　どうなさいました？
Pt：さっきトイレに行ったとき，寝巻のズボンと下着を汚してしまって……．着替えをしたいんですけど，その前に身体を拭いていただきたいと思って……．
Ns：（明るく元気に）
　　　濡れちゃったんですか．ちょっと見せてくださいね．
　　　（カーテンを閉めずに調べる）
　　　大したことないですから，身体のほうはホットタオルでその部分だけ拭けばいいと思いますけど．それでどうですか？
Pt：すみません．お願いします．
Ns：では用意してきますね．少しお待ちください．
　　　（退室．ホットタオルの準備をして再び訪室）

Ns：お待たせしました．
　　　（寝巻と下着を用意し，カーテンを閉める）
　　　では身体を拭きますね．ズボン下ろしますよ．
　　　（身体を拭きながら）
　　　濡れたままで気持ち悪かったでしょう．汚れたときはいつでも遠慮なく言ってください．
Pt：はい．
Ns：はい，終わりました．
　　　寝巻はズボンだけの取り替えでいいですね．
Pt：はい．
Ns：ご自分で着られますか？
Pt：はい．
Ns：少しお手伝いしますね．
　　　（着替えを介助する．
　　　（終了後，カーテン開ける．片付け終了後）
　　　他に用事はありませんか？
Pt：今のところ大丈夫です．
Ns：では，失礼します．（退室）

ワーク1　事例の1～3を役割分担して読み，そのときの状況，患者，同室の患者，見舞い客，ナースの気持ちや姿勢を推測してみよう．

ワーク2　患者の置かれた環境，状況に応じたコミュニケーションを行うために必要なことは何か，考えてみよう．

B

Ns：（患者のケアを終えて隣の患者に声をかける）
　　 Fさん，気分はどうですか．何か用事はありますか．
Pt：（小声で）はい．ちょっとお願いします．
Ns：（患者Fのところに行き，小声で）
　　 どうなさいました？
Pt：さっきトイレに行ったとき，寝巻のズボンを汚してしまって……．着替えをしたいんですけど，その前に身体を拭いていただきたいと思って……．
Ns：ちょっと見せてくださいね．
　　 （カーテンを閉め，濡れ具合を調べる）
　　 ここのところだけですから，ホットタオルで拭けば大丈夫だと思います．すぐご用意できますけど，どうですか．
Pt：はい．お願いします．
Ns：では準備してきます．少しお待ちくださいね．
　　 （退室．ホットタオルの準備をして再び訪室）
Ns：お待たせしました．
　　 （ホットタオルを患者に手渡しながら）
　　 どうぞ．これで気になるところを拭いてください．
Pt：まあ，温かい．
Ns：（ズボンを下ろすのを手伝いながら）
Ns：冷めないうちに拭いてくださいね．私は着替えをご用意します．下だけでいいですか？

Pt：はい．昨日替えたばかりなので．
Ns：じゃあ，上はしまっておきますね．
Pt：（身体を拭く）
　　 あのう，拭き終わりました．
Ns：着替え，ご自分でなさいますか．
Pt：はい．
Ns：じゃあ，少しだけお手伝いしますね．
　　 （着替えを介助する）
Pt：（着替え終わって）
　　 ありがとうございました．
Ns：（小声で）
　　 このようなときは，遠慮なくナースコールしてください．「お願いします」とだけ言ってくだされば わかりますから．
Pt：はい．
Ns：ほかにご用はありませんか．
Pt：はい，今のところ大丈夫です．ありがとうございました．
Ns：（カーテンを開ける）
　　 （片付け終了後，隣の患者に声をかける）
　　 Gさんはこれからお風呂でしたね．気をつけて行ってきてくださいね．

事例2

洗髪予定の患者がうとうとしている場面（70代男性）

A　発熱の場合	B　うたたねの場合
Ns：（患者に近寄って，小声で） 　　Iさん，おやすみですか． Pt：（答えない．顔色が悪く，眉を寄せている） Ns：（患者の額に手を当て体温をみる．続いて脈を測る） Pt：（目を覚まして） 　　あ，看護師さんですか． Ns：はい，お約束した洗髪のご都合を伺いに来たんですけど，お具合が悪そうなので，ちょっと熱と脈を見させていただきました． Pt：ええ，今ちょっと気分が悪くて……． Ns：少し熱があるようですね．きちんと測ってみましょう．血圧も測ってみます． Pt：すみません．そうか，今日は洗髪をお願いしてたんだなあ． Ns：気分がよくなれば，いつでもできますから．とりあえず主治医にも連絡をとりますから，それまでお待ちくださいね． Pt：はい． Ns：すぐ戻りますけど，何かありましたらナースコールを押してください． Pt：はい． Ns：（退室）	Ns：（患者のそばに寄り，静かに声を掛ける） 　　Iさん，起きていらっしゃいますか． Pt：（眠そうに）はい？ Ns：おやすみだったんですね．起こしてごめんなさい．昨日，髪を洗うお約束をしたので，これから始めてもよいかを伺いに来たんですけど……お具合が悪いのでしょうか？ Pt：いえ，単なるうたたねです．昨日よく眠れなかったんで，今頃眠くなっちゃって……． 　　具合は悪くないです． Ns：そうですか．それならよかった． Pt：洗髪ですよね．昨日お願いした……． Ns：眠いようでしたら，明日でも大丈夫ですよ． Pt：いや，洗ってください． 　　しばらく髪を洗ってないので，かゆくてね．昨日眠れなかったから，うとうとしていただけです．もう目が覚めました． Ns：わかりました．では，これから準備をして，始めますね．トイレは大丈夫ですか？ Pt：眠ってたから，しばらく行ってないな． 　　行っといたほうがいいですね． Ns：では，今，車椅子用意しますね． Pt：はい，お願いします．

> **事例3**

多人数の見舞い客が来たときの対応（20代女性/大腿骨骨折）

4人部屋の患者のところに，複数の友人（V1，V2，V3）が見舞いにきて，大声で話をしている．同室の患者からの連絡を受け，ナースが訪室．

A	B
Ns：（強い口調で） 　すみません．ここは4人部屋なので，大声でのお話はご遠慮願います． V1：あ，ごめんなさい． V2：うるさかったですか？ Ns：皆さんお具合が悪くて入院されているんです．手術されたばかりの方もいますし……． 　ご迷惑になるんで……． V3：どこか話ができるところはないですか？ Ns：ありますよ．ナースセンターの斜め向かいに．ここではデイルームって言っているんですけど．おいでになるとき見ませんでしたか？ Pt：すみません．私，デイルームあるの知ってたんですけど，話に夢中になってしまって……．頭から飛んじゃってました． Ns：デイルームに移られますか？ Pt：はい． Ns：では，車椅子用意します． 　（車椅子を用意し，患者を乗せてデイルームに案内する） Ns：（Vに向けて） 　お帰りになるとき，ナースセンターにご連絡お願いします． V1：はい．	Ns：（静かな口調で） 　ご歓談中のところ，失礼します． V1：はい？ Ns：ここは4人部屋なので，大きなお声でのお話はご遠慮願いたいんですが……． 　手術されたばかりでおやすみになっていらっしゃる方もいらっしゃいますので． V1：あ，ごめんなさい．気がつかなくて……． Ns：ナースセンターの斜め向かいにデイルームというのがありまして，そちらに移っていただければと思うんですが……． 　コーヒーやお茶の自動販売機もありますので，ゆっくりお話しできると思いますが……． Pt：すみません．私，デイルームあるの知ってたんですけど，話に夢中になってしまって……．頭から飛んじゃってました． Ns：入院して初めてのお友だちのお見舞いですものね． Pt：部活の仲間なんです． Ns：早く部活に戻れるといいですね． 　デイルームに移られますか？ Pt：はい． Ns：では，車椅子用意しますね． 　（車椅子を用意し，患者を乗せてデイルームに案内する） Ns：（Vに向けて） 　ではごゆっくりどうぞ．お帰りになるときはナースセンターにご連絡ください． V1〜3：（口々に） 　すみませんでした．ありがとうございました．

解説

　患者は，病気になるまでは自宅で家族とともに，あるいはひとりで，自分が築いてきた生活習慣で暮らしてきた人たちである．入院療養となると，それまでとは異なる環境，異なるルールの中での生活を余儀なくされる．

　ナースは，患者のそれまでの自宅における生活の環境と習慣とを把握したうえで，療養生活における新しい環境・ルールへの順応具合に応じて，それぞれに適切なケアができるようにしなければならない．そのためには，患者をよく観察し，気持ちや身体の状態を読み取るとともに，患者がその内面を表出できる雰囲気をつくり出してその思いを聴き取り，少しでも心安らかな療養生活が送れるようにする必要がある．

1．患者の療養環境をとらえて対応する

　療養する病室の環境は，予想以上に患者に心理的影響をもたらす．
　事例Ⅰは，大部屋での療養をしている，自分ひとりでは生活行動ができない患者への対応例である．
　大部屋の場合は，他の患者との同居生活である．ともに病気と闘うという仲間が得られるという一方で，プライバシーの侵害，他の患者の言動による心理的苦痛が生まれることも多い．
　特に，生活行動に制限があり，食事から排泄までをその部屋の中で行わなければならない状態に置かれるような場合には，患者の心の負担は想像に余るものがある．他の患者に知られたくない情報や見られたくない治療処置・看護ケア，そして検査．他の患者への気づかいは大きく，ナースに対しても遠慮し，「○○してほしい」と自分の欲求をはっきりと言えずに我慢していることも少なくない．
　このような患者の心理状況と，患者の身体的状況を把握し，必要なことを患者が遠慮することなく表現できる雰囲気づくりを心掛けるとともに，患者の気持ちを即座に察して対応することが必要である．

　Aのナースの行動は，対象が個室の患者であれば，さほど問題ではなかっただろう．しかしこの場合の対象は大部屋の，それも行動制限のある患者である．
　患者が小さな声で話しているにもかかわらず，ナースは，無神経に部屋の全員に聞こえる声で対応している．大部屋という生活環境における患者の心理の読み取りと思いやりが不足しているのである．

> （明るく大きな声で）はいFさん，なんですか．
> （明るく元気に）濡れちゃったんですか．
> では身体を拭きますね．ズボン下ろしますよ．
> 濡れたままで気持ち悪かったでしょう．汚れたときはいつでも遠慮なく言ってください．

　言葉の選択も適切ではない．排泄にかかわることは他人に聞かれたくないものであるが，そのことを思いやらず，「ズボン下ろす」「濡れた，汚れた」など，その内容を推測できるような言葉を使っている．
　一方，Bのナースは患者が小さい声で言っているので，何か聞かれたくないことではないかと読み取り，患者のそばに近づき小さな声で対応している．排泄時の寝巻の濡れとわかった後は，すぐにカーテンを閉め，患者のプライバシーを守るよう対応する．また，大部屋であることへの配慮から，排泄にかかわることを露骨に示さぬように言葉を選んでいる．

> ここのところだけですから，ホットタオルで拭けば大丈夫だと思います．
>
> これで気になるところを拭いてください．
>
> 下だけでいいですか？
>
> このようなときは，遠慮なくナースコールしてください．
> 「お願いします」とだけ言ってくだされればわかりますから．

「遠慮なく～」は，言いたくないことを言わずに連絡する方法を伝え，気兼ねする患者の心の負担感を小さくしようとする配慮からの言葉である．

　Bのナースの行動には，もうひとつ大部屋での対応のしかたとしての重要な要素がみられる．それは，同室の他の患者に対する観察と心づかいである．当面の患者のケアを終えると，他の患者の様子を見て声を掛けているのである．

> Fさん，気分はどうですか．何か用事はありますか．
>
> Gさんはこれからお風呂でしたね．気をつけて行ってきてくださいね．

　大部屋の場合は，当面のケアの対象である患者の他にも療養している人がいることを忘れてはいけない．ひとりの患者へのケアや対応が，他の患者のプライバシーの侵害や，生活環境の悪化を招くこともある．ひとりの患者のケアをしながらも，他の患者の状況をとらえ，その人たちへの配慮も欠かさないという姿勢をもつことが大事なのである．

《療養環境の把握と患者の心理状態の推測》
《同室の患者に対する観察と配慮》

2．患者の身体の状態や気持ちの変化をとらえて対応する

患者の状態はいつも一定ではない．

病気の経過により身体の状態の変化があり，また，それに伴い気持ちが落ち込んでいるときもある．

夜間安眠できなかったときなどに昼間うとうと眠っている場合もある．そのような，患者の状態に変化がみられるとき，ナースは，計画していたケアを行うべきかどうかの判断をしなければならない．

そのときの患者の状態や，それまでの経過，ケアの内容を総合して，計画通りのそのケアを実施すべきかどうかを判断する．コミュニケーションは，その判断に必要な情報を得るためにも欠かせない手段である．

事例2は，洗髪予定の患者のところに都合を確認しに行ったところ，眠っているように見えるという場合の対応例である．Aは体調の悪化の例，Bはうたたねをしていた例である．

2つの例における異なる展開は，声掛け前，そして声掛け後の患者の様子を見てのナースの判断から生まれている．

A	B
Pt：（答えない．顔色が悪く，眉を寄せている） Ns：（患者の額に手を当て体温をみる．続いて脈を測る）	Pt：（眠そうに）はい？ Ns：おやすみだったんですね．起こしてごめんなさい．

最初の声掛けについては，A，Bに大きな違いはない．しかし，そのときの患者の様子には大きな違いがあった．その様子から患者の状態を読み取ったナースの行動は，まったく異なる展開を見せる．

Aの例では，声掛けに反応しないことから，患者の状態をよく観察し，顔色が悪く苦しげな表情から具合が悪いと見てとり，それ以上は声を掛けず，体温や脈を測定する．

そして，目を覚ました患者が自分の状態について語った言葉と自分の観察とを考え合わせて，体調回復が優先と判断，患者にそのことを告げる．洗髪をしてもらえないことを残念がる患者に，具合がよくなればいつでも対応するという姿勢を示したうえで，「主治医に連絡を取りますから」と，その指示を仰いで体調回復に取り組むことを伝え，了解を求める．

Bの例では，患者が目覚めてすぐ反応したので，起こしてしまったことを詫び，予定していたケア（洗髪）を行ってよいかの確認に来たことを述べたうえで，体調についてたずねる．患者がうたたねをしていたことを知ると，「眠いようなら明日でもよい」と，患者の希望に添う姿勢を示し，患者の意思を尊重する．そして患者の意思がはっきりしたところで，洗髪の準備に取り掛かるのである．

排泄への援助の必要性についての患者への問いは，洗髪に要する時間の予測に加えて，しばらく排泄をしていないという患者の状況を把握したうえでの行動である．

患者の身体の状態，場の状況に応じた適切なナースの行動は，患者の1日の行動の把握，病気の進行・回復過程の全体像，ケア行動の全体像，身体の状態を観察し読み取る力，そうした能力を総合して生み出されるものである．

それらの要素を成立させる背景に，また結びつけるところに，コミュニケーション行動がある．

 《患者の身体・心理の状態の観察と把握》

3. 患者の置かれた環境・場の状況をとらえて対応する

ナースが患者に対しケアを行い，コミュニケーションをとる場はさまざまあるが，それらの状況はいつも同じではない．それが患者の療養にふさわしい場になっているかを読み取り，それが成立していない場合は，その状況を修正することもナースの役目である．

事例3 は，大部屋で療養している患者のもとに，複数の友人が見舞いに来たという場面である．

患者にとって，家族や友人は闘病生活の支えであり，心のよりどころである．そうした家族や友人から離れての入院生活は孤独との闘いでもある．病気やケガの状態や治療などから自力での行動がままならず，ナースに援助を求めなければならないこともあり，多くの患者は鬱屈した精神状態にある．

そうしたときに親しい友人が訪ねてくると，患者は心が解放され，周囲の状況を忘れ楽しい語らいに夢中になってしまうことがある．そのような場合には，同室の他の患者の療養生活を思い起こさせ，なおかつ見舞い客の感情も傷つけない対応，もっと言えば，自分たちの配慮不足に気づかせるような対応が望まれる．

A	B
①（強い口調で） すみません．ここは4人部屋なので，大声でのお話はご遠慮願います．	④（静かな口調で） ご歓談中のところ，失礼します．
②皆さんお具合が悪くて入院されているんです．手術されたばかりの方もいますし……． ご迷惑になるんで……．	⑤ここは4人部屋なので，大きなお声でのお話はご遠慮願いたいんですが……． 手術されたばかりでおやすみになっていらっしゃる方もいらっしゃいますので．
③（見舞い客にどこか話ができるところはないのかと聞かれて） ありますよ．ナースセンターの斜め向かいに．ここではデイルームって言ってるんですけど．おいでになるとき見ませんでしたか？	⑥ナースセンターの斜め向かいにデイルームというのがありまして，そちらに移っていただければと思うんですが……． コーヒーやお茶の自動販売機もありますので，ゆっくりお話しできると思いますが……．

Aのナースは，いきなり強い口調で患者と見舞い客に注意する．口々に謝る見舞い客に対し，他の患者に迷惑になると告げる（①②）．また，見舞い客から話ができる場所はないかと問われ教えるが，来たとき気がつかなかったのかと，相手の不注意であるかのように言う．見舞いを受けた患者の気持ちを傷つけかねない物言いで，この後の患者との人間関係を心配させるような対応である（③）．

一方Bのナースは，当の患者と見舞い客にも心づかいをしている．最初の声掛けをした後，この部屋での話を遠慮してもらいたいということを，その理由とともに説明する（④⑤）．そして，あわせてデイルームの案内をし，楽しい時間が過ごせることを願う姿勢を示している（⑥）．

患者の療養生活をおもんぱかるあまり，ナースは，それを乱すものに対して厳しい気持ちになりがちであるが，見舞いを受けている患者もまたその部屋の一員であり，見舞い客も患者を支える人々であることを忘れないコミュニケーション対応が必要である．

《療養環境・状況の把握》
《患者（相手）の気持ちの推測・読み取りとその対応》

5 さまざまな患者に対応する

　看護ケアの対象である患者は，その一人ひとりがまったく異なる条件をもっている．病気の状態はもちろんのこと，年齢，性格，病気や治療に対する認識，療養を支える家庭の状況，社会的経験，そして人生観……．患者が積極的に治療や看護を受け入れ，取り組むためには，そうした一人ひとりの条件に対応する必要がある．
　この項では，5つの事例を用意している．長期入院患者への与薬の例3つと，障害のある患者への食事援助の例2つである．同じ言葉で表される行動でも，その対応のしかたは対象によって大きく異なる．

事例1～3を比較して，気づいたこと，考えたことを書いてみよう．

事例4，5を比較して，気づいたこと，考えたことを書いてみよう．

仲間と話し合い，考えをまとめてみよう．

事例1

長期入院患者への与薬場面①（6歳男児/小学生）

Ns：Kちゃん～，お薬の時間ですよ．
Pt：お薬？　いやだな～．
Ns：毎日飲むのはつらいね．でもこのお薬はKちゃんの病気を治すためにって，先生が一生懸命考えて選んでくれたんだよ．飲んでほしいな．学校のお友達に会えるようになるためにもね．
Pt：でも，変な味なんだもん．
Ns：今度のお薬は飲みやすいよ．先生が替えてくれたの．ちょっとなめてごらん．
Pt：ほんとだ．これならぼく飲めるよ．
Ns：これはね，Kちゃんの○○を直してくれるお薬．そして，こっちはおなかを守ってくれるお薬よ．
Pt：わかった．
Ns：はい，じゃあ，まずお水を少し飲んでね．
Pt：（水を飲んでから，薬を服用する）
Ns：（Ptが薬を服用したのを確認して）
　　もう一回，お水を飲んでね．今度はコップに入ってるお水を全部ね．
Pt：（水を飲む）
Ns：はい，上手に飲めました．
　　さあ，お薬飲んだから，今日はキッズルームに行ってみようか．新しいご本が入ったって，キッズルームのお姉さんが言ってたよ．恐竜図鑑もあるんだって．
Pt：ほんと？　僕ね，トリケラトプスが好きなんだ．
Ns：じゃあ，今，車椅子用意するからね．

事例2

**長期入院患者への与薬場面②
（40代男性/自営業）**

　　　（Ptは起きて何かの書類を見ている）
Ns：Nさん，お薬です．
　　　（テーブルをセットしてのせながら）
　　　今日から，お薬替わったんです．
Pt：そうなんですか．
Ns：○○剤のジェネリックが出まして．Nさんから変更のご希望が出ていたので．
Pt：それはありがたいな．生活かかってますからね．
Ns：これが新しいお薬．飲みかたは前のお薬と変わりません．後の2つは今まで通りのものです．
Pt：（薬を確認して）わかりました．
Ns：次回からは食事にセットさせていただきますので，よろしくお願いします．
Pt：はい．
Ns：お水，ご用意しましょうか？
Pt：大丈夫，自分でやります．頭と身体，動かさないとね．なまっちゃいますよ．
Ns：その精神見習わなくちゃ．私なんかすぐ楽なほうに行っちゃいますよ．
Pt：看護師さんは日々モーレツに働いているんですから，それでいいんですよ．
Ns：Nさん，この頃デイルームでパソコン使っていらっしゃいますよね．あれはお仕事で？
Pt：ええ．自営ですからね，こう長引くとのんびり療養というわけにもいかなくなってきて．
Ns：ここはWi-fiをセットできるお部屋なので，申込書を出していただければ取り付けられますよ．
Pt：ほんとですか．それは助かるな．
Ns：では，後で申込書を持ってきますね．
Pt：お願いします．

事例3

**長期入院患者への与薬場面③
（80代女性/耳が遠い）**

　　　（大きな声で，ゆっくりと）
Ns：Eさ～ん，お薬の時間ですよ～．
　　　（テーブルに薬を乗せる）
Pt：ああ，お薬ね．
Ns：ベッド直しますね．
　　　（ベッドを起こして，Ptにメモを渡す）
　　　症状がだいぶよくなってきたので，今日からひとつお薬が替わります．こちらの○○剤のほうです．これはお薬の説明書です．
Pt：（受け取って読む）
　　　はい，わかりました．
Ns：（Ptが薬を開封するタイミングを見て，カップに水を注ぎ，Ptの右手の近くに置く）
　　　はい，お水です．
Pt：薬の前に少し飲むんだったわね．
Ns：はい．お願いします．
Pt：（水を飲みながら，薬を3種類飲む）
　　　はい，飲み終わりました．
Ns：今日はご気分がよさそうですね．
Pt：はい？
Ns：（メモを書く．「ご気分がよさそうですね．散歩に行きませんか？」）
Pt：あら，散歩のお誘い？　いいわね．
Ns：車椅子で行きますか？
Pt：ご迷惑でなければ，歩いて行きたいわ．
Ns：では，今日は涼しいですから，上着を着て行きましょう．
　　　（ロッカーから出しPtに見せる）
　　　これでいいですか？
Pt：（笑顔で）はい．

事例 4

**障害のある患者への食事援助場面①
（60代女性/左片麻痺）**

（ナースコールを受けて）
Ns：Fさん，どうしました？
Pt：みそ汁をこぼしてしまって……．
Ns：大丈夫ですよ．すぐきれいにしますからね．
Pt：お椀から直接飲もうとして失敗しちゃったの．
　　面倒かけてごめんなさい．
Ns：（テーブルを拭きながら）
　　いえ，とんでもない．私こそ，昨日上手にできていたので，つい油断してしまって．本来なら，お手伝いすべきところなのに……．
Pt：なかなか上手にならなくてね．
Ns：そんなことないですよ．最初のころを思えば格段の進歩です．もうひと頑張りですよ．
Pt：左手ってあまり意識していなかったけど，結構使ってたのね．腕が2本あるってことがどれだけありがたいことか，よくわかったわ．
Ns：私もこの仕事をしていて，そういうことよく感じます．身体大事にしなきゃって思います．
Pt：ほんとにそうだわね．
Ns：エプロン濡れてしまいましたね．替えましょうね．
　　（エプロンを外しながら）
　　あら，寝巻も少し濡れていますね．
Pt：少しだから寝巻はこのままでいいわ．入浴の時に替えます．
Ns：では，エプロンだけ替えますね．
Pt：はい．お願いします．
　　（エプロンを替えてもらった後で）
Pt：あとはひとりでやります．もう少しだから．
Ns：そうですか．
　　では，終わったらナースコールしてください．遠慮しないでくださいね．すぐ来ますから．
Pt：（笑顔で）はい．
Ns：リハビリ，一緒に頑張りましょうね．
Pt：うれしいわ，ありがとう．

事例 5

**障害のある患者への食事援助場面②
（70代男性/視覚障害（失明））**

Ns：（テーブルの上にトレイを置き，声を掛ける）
　　Uさ～ん，お食事ですよ．
Pt：おお，もうそんな時間ですか．
　　ちょっと，うとうとしてしまってね．
Ns：ベッド，起こしていいですか？
Pt：お願いします．
Ns：（ベッドを起こし，Ptの姿勢を整える）
　　（Ptの手におしぼりを当てて）
　　はい，ここにおしぼりがあります．手を拭いてくださいね．
Pt：（手を拭きながら）
　　なんだかおいしそうなにおいがしますね．
Ns：（Ptにエプロンをつけて）
　　はい，今日はUさんのお好きなクリームシチューです．
Pt：やあ，それはうれしいな．
Ns：鶏肉，人参，玉ねぎ，インゲン，それにシメジが入っています．つけ合わせは，きゅうりとわかめのサラダです．デザートに，小さいですけどプリンがついています．
Pt：いやデラックスですな．いつもおいしい食事をありがとう．
Ns：給食のスタッフに伝えます．喜びますよ．
　　これがシチューのお皿，左にご飯．サラダは右の奥で，左の奥にプリンです．手前にスプーンとフォークがあります．
　　（Ptの手を取って，ひとつずつ確認させる）
Pt：はい，わかりました．
Ns：ゆっくり召し上がってください．
Pt：はい，いただきます．
Ns：終わったらナースコールしてくださいね．
　　では，私はいったんこれで失礼します．
Pt：はいありがとう．
Ns：（しばらく様子をみてから，退室する）

> **解　説**

　患者はひとりとして同じ人はいない．その一人ひとり異なる条件をもっている患者が，少しでも心地よい療養生活を送れるように，ナースはそれぞれの特性に合わせた対応をする必要がある．
　しかしながら，一人ひとり異なるとはいえ，個々の患者をまったくバラバラにとらえるのでは，大変である．患者の特性のとらえかたを，いくつかの視点から整理してみよう．

1．ライフステージという視点から，患者の特性をとらえる

　ライフステージとは，幼年期，学童期，青年期，壮年期，老年期といった，人間の一生における段階をいうが，その段階によって，生活行動の中心となるものや目標，家族との暮らしかた，自己決定のありかたなど，さまざまなものが変化していく．また，ものごとを理解する力や感情を抑制する力，人間関係の構築力なども，段階によって変化していく．そのため，どの段階にあるかによって，患者の療養生活に対する姿勢は大きく異なってくる．

　事例1　は，子ども（幼年期・学童期）に対する与薬というケア行動の例である．
　患者が子どもの場合は，病気やその療養に対しての経験や知識が少ないため，具体的なイメージをもたせにくく，入院生活における規制や，検査・治療の意味もなかなか受け入れられない．ある程度理解しても感情の抑制力が未熟であるため，「いやだ」「家に帰りたい」といった気持ちが優先しがちである．治療や生活のしかたなどについては，子どもである患者本人は判断・決定できないことも多く，子どもと同時に保護者へのかかわりという二重の対応が要求されることになる．
　事例1　の患者は6歳，長期入院で家族と離れた生活を強いられているため，自分の感情を担当のナースにぶつける．ナースはいったんそれを受けとめて，そのあと，病気を治そうとしている医師の努力と，ナース自身の気持ちを伝える．また，子どもが望んでいる学校生活への思いを刺激する．
　薬については，平易な言葉でその目的を説明するとともに，飲みやすくするため医師が味の工夫をしていることを伝え，ただ頑張れというのではなく，医師もナースも一緒に病気を治していくための仲間だということを感じさせていく．そうした積み重ねが，子どもの病気に立ち向かう姿勢を育てていく．
　こうしたコミュニケーションの対応は，一朝一夕にはできず，日々の子どもとのやりとりの中から，それまでの生活の習慣，考えや心情，性格などの情報をつかんでいくことによって成立していく．

　事例2　の患者は40代の自営業者．一般に働き盛りといわれる年代である．
　与薬そのものの行動は，子どもの場合とは異なり，薬の変更についての説明が中心でスムーズに行われている．患者自身の希望によるジェネリック医薬品への変更でもあり，理解が速い．
　ナースは，患者が薬を服用するのを見届けた後，患者にデイルームでのパソコン使用についてたずね，それが仕事のためであるということを知ると，病室でもパソコンが使えることを知らせ，利用手続きの手配もする．自営業者である患者の事情の把握と，患者の行動観察から成立した行動である．
　40〜65歳までを壮年期というが，この年代は，多くの人が仕事においても家庭においても中核の働きを担っている．そうした人が，病気で療養しなければならなくなったときの最大の課題は，生活の糧としての，あるいは人生の目的となっている仕事や営みをどう維持していくかということだろう．そうした患者に対する看護は，単に病気治療ということではなく，患者のもつ課題を受けとめながら，いかに患者に無理をさせずに病気に向き合って療養できるようにケアしていくかが課題になる．
　たとえ入院環境であっても，可能な限り入院前の生活に近い行動，それまでに送っていた社会生活がとれるように援助することが大事なのである．一人ひとりの患者が，何を大切に思っているのか，どのように生活したいと考えているのか，それを探り，そしてそれに対応していく姿勢が大事であるということで

ある．そこに大きな力を発揮するのがコミュニケーションである．

<mark>事例3</mark>の患者は，80代後半で，耳が遠い．

高齢者は，加齢による身体機能の変化があり，聴力・視力の低下や動作の緩慢性，忘れっぽさがその特徴としてみられる．看護のケア行動は，コミュニケーションなしには成り立たないが，<mark>事例3</mark>のナースは，そうした高齢者の特性を視野に入れ，耳が遠い患者への対応として，いくつかの工夫をしている．大きな声でゆっくりと話すこと．そして，話す内容の見当がつくようにする「見える化」である．

テーブルの上に薬を置き，見えるようにしておいてから説明する．薬の説明はメモに書いて渡す．重要なことを確実に伝え，読んでわからないことがあれば後でも聞けるようにしているのである．会話の途中でも，聞き取れなかった様子が見えた時には，内容をメモして伝えるようにしている．

薬を飲む行動の介助では，患者の行動の速度をよく観察し，タイミングを合わせ，短い言葉で誘導している．患者のペースを大事にして，行動をせかさないということは看護ケアの原則であるが，高齢者のケアにおいては特に重要なポイントである．

そして全体を通しての丁寧な言葉づかい．これも高齢者のケアにおける重要なポイントである．

一般に高齢者は，新しい情報の取り込みや，ものごとの理解が遅くなることがみられ，そのため高齢者を子ども扱いし，言葉づかいも子どもに対するようになっていく傾向がある．しかし高齢者はそれまでの人生を精一杯生き抜いてきた人，さまざまな経験からの思慮分別，思考力，判断力をもった人たちである．子どもを育て社会に送り出し，またそれぞれの仕事を通じて社会を支えてきた人たちであって，長い人生の中で築いてきた価値観と自尊心をもっている．そうした高齢者に対して，高齢者の特徴を踏まえつつも，尊敬の念をもって対応し，不快な気持ちを与えないようにすることが大切である．

最後の散歩への誘い，これも，身体を動かすことが少なくなりがちな療養生活で，高齢者の体力を落とさないためのケアの一端である．患者の状態を観察し，そして軽やかに誘う．日頃から患者との人間関係を築いていくことで成立する行動である．

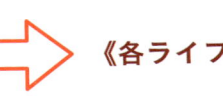 《各ライフステージの特性の把握》

2．身体の障害（身体能力）という視点から，患者の特性をとらえる

<mark>事例4</mark>と<mark>事例5</mark>は，身体に障害のある患者への食事援助の例である．

<mark>事例4</mark>の患者は，脳疾患により麻痺が発生し，その回復訓練を始めてまだ日が浅い．食事中に失敗をしたことを嘆き謝る患者に，ナースは自分の注意の至らなかったことを詫び，行動のしかたは最初に比べ格段に進歩していると告げて励ます．また，健康な身体のありがたさを語る患者に共感し，身体を大事さについて広がりのある会話をする．

元の身体に戻れるだろうかという不安をもつ患者であるが，自分の気持ちに寄り添い，一緒に頑張ろうとしてくれるナースの存在に力を得て前向きになっていく．

一方，<mark>事例5</mark>の患者は視覚障害（失明）との付き合いが長いのか，それを自分の特性として認め，達観しているように見える．ナースは，過剰に障害について気をつかっているという様子を見せず，しかし，患者が的確に行動できるように患者の手を取り，おしぼりの位置，食事のトレイとそれに乗った品々の位置を患者に確認させていく．そして，食事のメニューの説明．目の見えない患者に対して，リアルなイメ

ージを与えるための大事な行動である．

障害をもつ患者の看護において重要なことは，何ができて何ができないのかをしっかりとらえることである．リハビリ中である場合は，その変化の過程もしっかりとらえなければならない．

自分の障害を悲観的にとらえている人，障害を克服しようと頑張る人，自分の一部ととらえて受け入れている人，障害をもつ人にはさまざまな人がいる．

共通するのは，自分の障害に関心を寄せ理解しようとしてくれる人，そしてそれを軽やかに手助けしてくれる人の存在をうれしく思っているということである．

 《障害の身体特性と心情の把握》

3．患者の特性をとらえるためのさまざまな視点

患者のさまざまな条件の中で，患者の特性に注目しなければならないのは，それが患者としての療養生活に対する姿勢や行動にかかわってくるからである．

そのひとつとして**病気・療養の経験**があげられる．これは単に患者自身が病気・療養の経験があるということだけではなく，家族の病気・療養の世話をした経験も含まれる．また，病気への対応を経験してきたという意味で，子どもを育てた経験も含まれる．

病気・療養（特に入院）を初めて経験する人は，療養生活への戸惑いもあり，病気になったそのことや，病態の変化から受ける精神的動揺も大きくなりがちであるが，自分の病気や家族の病気・療養を経験している人は，病気・療養に対する受けとめかたが違うのである．

性格もまた，患者の特性としてとらえるべき条件である．苦痛をどんどん訴える人，じっと我慢してしまう人，心配性な人，楽天的な人，几帳面な人，いいかげんな人など，その性格が病気から生まれる苦痛の受けとめや，療養生活の適正な送りかたに影響することが多いからである．

ただ，注意しておかなければならないのは，こうした患者のもつ条件（ライフステージ，障害，病気・療養の経験，性格など）からの特性のとらえかた（及び対応のしかた）は，あくまで傾向をおさえるためのものだということである．患者にどう対応するか，それを生み出す基本は，目の前の看護ケア行動やコミュニケーションの過程で，自分の五感のすべてを使って読み取るところにある．そしてまた，その読み取りと対応のしかたをみがいていく場も，患者に対する日常の看護ケア行動における対応とコミュニケーション活動の中にある．

 《"入院前の生活と行動"を目標とする援助》
《患者の特性をとらえる視点》

6 ナースコールに対応する

　ナースは，病状回復を促進する立場から，患者に必要なケアを能動的に検討し，実施している．一方で，患者の側から，体調や状況の変化からケアを求める場合もある．ナースコールは，そうした求めに応じるための重要なコミュニケーション手段である．また，ナース側からの通信手段ともなっている．

事例 1

ナースコール1（点眼の介助の求め）

A	B
Ns：はい． Pt：Cです．目薬がうまく入らないんですが… Ns：担当ナースがおりませんので，少しお待ちください．（ナースコール切る） Pt：（しばらくして再びナースコール）あの，Cですけど，目薬が入れられないのでお願いしたいんですが… Ns：担当ナースがまだ戻っておりませんので，しばらくお待ちください．（ナースコール切る）	Ns：はい，どうなさいましたか． Pt：目薬が入らないんですけど……． Ns：昨日手術したCさんですね． Pt：はい，そうです． Ns：担当が戻りましたら，すぐにお部屋に伺わせます．目薬をそのままにしてお待ちください． Pt：はい，わかりました．お願いします． Ns：（5分後，担当ナース訪室）お待たせしました．遅くなりまして．

事例 2

ナースコール2（大部屋からのコール）

A	B
Ns：はい，なんでしょうか． Pt：（小声で）あの……． Ns：なんですか？ Pt：（小声で）ちょっとお願いがあるのですが……． Ns：もっとはっきり話してください． Pt：すみませんが，お手洗いをしたいんですけど……． Ns：はい，わかりました． Ns：（訪室．元気な声で）Tさん，おしっこなの？	Ns：はい，なんでしょうか． Pt：（小声で）あの……． Ns：はい，どうしましたか？ Pt：（小声で）ちょっとお願いがあるのですが……． Ns：お急ぎですね？ Pt：はい． Ns：すぐ，伺います． 　　（訪室．小声で）お待たせしました．お手洗いですか？ Pt：お小水なんですけど……． Ns：はい，すぐに準備しますね．

各事例を，下記のポイントで分析してみよう．
- 患者の状況と求めはナースに伝わっていたか．
- ナースは患者の状況と求めを受けとめて対応していたか．
- 患者は自分の状況と求めを表現できていたか．
- ナースの行動で改善を要する点はないか．

事例3
ナースコール3（患者への連絡）

Ns：J.Tさん，聞こえますか．
Pt：はい，J.Tです．なんでしょうか．
Ns：外来での診察があります．11時，今から15分後に病室を出ますので，準備をお願いします．
Pt：わかりました．
Ns：外来まで距離がありますので車椅子で行きます．寒くないように何か羽織ってきてください．
Pt：はい．
Ns：出かける前に，お手洗いを済ませておいてください．時間になりましたら，またお知らせします．
Pt：はい，わかりました．

事例4
ナースコール4（患者からの連絡）

Ns：はい，なんでしょうか．
Pt：Oです．あのう，今日の2時からの手術の説明ですけど，予定通りにやりますか？
Ns：はい，今その準備をしておりまして，終了次第行います．何かご都合でも……？
Pt：はい，家族の到着がだいぶ遅れるみたいで……．
Ns：そうですか．ご家族の方と一緒の方がいいですよね．では，家族の方がお見えになったら，お知らせください．時間は，主治医と連絡を取り調整いたしますので．
Pt：すみません．お願いします．

事例5
ナースコール5（家族からの連絡）

Ns：はい，どうしましたか？
Fm：12号室のRの母です．今来たところですが，点滴が落ちてないみたいで……．
Ns：すぐ，伺います．
Ns：（訪室）お知らせありがとうございます．
Fm：薬が切れているなんて，大変なことじゃないですか．気をつけてくださいよ．
Ns：ご心配おかけしました．少し早く終わったみたいですね．18時に交換する予定で，点滴が終わったら知らせてねって，Rちゃんにお願いしてあったんです．（オーバーテーブルの上に準備してあった薬剤の袋を取り，交換しながら）
Ns：点滴は途切れてはいけないんですけれど，3分や4分では危険な状態にはならないので大丈夫です．
Fm：いまちょうど18時ですね．
Pt：だから今連絡するところだって言ったじゃん．
Fm：すみません．ちょうど交換のタイミングだったんですね．早とちりしてすみませんでした．
Ns：いえ，こちらこそきちんとご説明しておかなくて申し訳ありませんでした．ご心配なことがありましたら，いつでもおっしゃってください．
Fm：ありがとうございます．これからもよろしくお願いします．

解説

1．患者のニーズに応え，安心感を与える―ナースコールへの対応―

　ナースコールは，1日24時間，患者との意思疎通の役割を果たし続けている．

　ベッドでの療養生活を送る中で，患者は，病気に伴う苦痛や不安など緊急を要する問題をはじめ，自分で行えない行動の援助，検査や治療の介助など，さまざまなニーズをもっており，ナースコールはそれを伝える手段となっている．そのニーズに対して，ナースコールを通して応え，患者に安心感を与えることがその役割である．

　ナースコールは，相手が目の前にいないため，その表情の変化や反応を読み取ることができない．また，自分の表情やしぐさを相手に伝えることもできない状況でのコミュニケーションである．したがって，いかに患者の短い言葉からその状況，求めていることを読み取るか，そして，ナースの側からは，言語によるメッセージのみでいかに個々の患者のニーズに応え，安心感を与えられるかが課題となる．

ナースコール1

　ナースコールで求められたケアへの対応は，それを受けたナースがすぐさま行うのが基本である．ただ，患者が求めているケアが緊急を要するものでないときは，患者との人間関係を築いている担当ナースや，そのケアを適切に実施できるナースが対応する場合も少なくない．そうした場合は，対応するナースがいつ病室に向かえるか，その情報を患者にきちんと伝え，安心してもらうようにしなければならない．

　Bのナースは，ナースコールの理由をたずねたあと，まず名前と同時に昨日手術した患者であることを認識していることを伝え，患者に安心感を与えている．そして求められたケアは，担当ナースが行ったほうがよいと判断し，担当ナースが戻り次第すぐに向かわせることを伝え，患者を安心させる．「目薬をそのままにして」待つようにという指示からも，すぐ対応する姿勢であることが伝わり，患者に安心感を与えている．

　一方，Aのナースは，患者の状況を推測する姿勢に欠け，ただ担当ナースが不在であることを理由に，待つことを伝えるばかりであるため，患者は不安におちいる結果となる．

ナースコール2

　Aのナースは，患者が「あの……」とためらいながら小さな声で呼びかけているのに対して，もっとはっきり話すように促す．訪室してからも，大声で排泄の援助であることを確認する．忙しい現場ではこうした光景を多々見かけるが，改めてもらいたい行動である．

　一方，Bのナースは，ためらいがちな口調と小さな声から患者のニーズを察し，すぐ行くことを伝えている．病室に行っても小声で対応し，「遠慮しないで」と相手の気持ちを楽にする言葉を掛けている．患者の気持ちを配慮した行動である．

　多くの患者は，他人には頼みにくいことを遠慮しつつナースコールで依頼している．特に排泄に関しては我慢に我慢を重ねてからナースコールをする．羞恥心，自尊心からである．そうした患者の気持ちを推測し，ナースコールにおける口調や声の大きさから，求めているケアの内容を読み取る能力と，患者の心情を受けとめて行動する姿勢を強く望みたい．

　なお，大部屋からの深夜のナースコールに対しては，答えずに，直ちに駆けつけるのが原則である．

2．患者との連絡手段としてのナースコール

　ナースコールには，ナース側から患者への連絡手段としての機能もある．
　検査，外来受診，手術のオリエンテーションの時間などのさまざまな連絡を，相手の状況に合わせてナースコールで行っている．相手の確認をしっかり行うこと，用件を端的に確実に伝えることが肝要である．

ナースコール 3
　外来で診察を受けるための事前連絡で，患者がはっきり自分に対するものであることを確認できるようにJ.Tと姓名を呼んでいる．
　時間的にゆとりのある連絡である．外来の診察室までの通路環境を考慮した身支度の準備，事前の排泄など，患者がとるべき行動をはっきり伝えるとともに，出かける前に再度連絡をすることを伝え，患者が安心して準備を進めることができるよう配慮している．

ナースコール 4
　手術の説明に立ち会う予定の家族が，約束の時間にだいぶ遅れそうなので，患者があせって連絡してきたという事例である．手術の説明は家族が一緒に受けることが重要なため，ナースは，家族が来た時点で改めて行えるように主治医との調整をすると伝えているが，それには，患者，家族，主治医それぞれの状況を聞き取り，連絡を円滑に進める力があってこそできることである．

3．患者以外からのナースコール

　ナースコールは，患者本人以外にも，その家族や，ときには同室の患者から送られることも少なくない．患者自身がナースコールできない状態であることが多いので，その内容の把握と対応を迅速に行う必要がある．

ナースコール 5
　病室に来てすぐに，点滴が落ちていないことに気づいた家族が怒りをもってナースコールした事例である．ナースはすぐに病室に向かい，家族に事情を説明している．この事例では，大事に至らなかったが，事前の家族への説明・理解が重要であることを示している．

ナースコールを使ってのコミュニケーション対応のポイント

≪発信できる条件の整備≫
- ナースコールの使いかたの説明はされているか
- ナースコールの使いかたは理解されているか
- ナースコールが使いやすい位置に置かれているか

≪受信時の対応≫
- 受信者の伝達　「はい，××です」
- 発信者の確認　「○○□□さんですね」名字だけでなく下の名前も．
- 要件の確認と対応の伝達　「点滴が終わったのですね．すぐお部屋に伺います」
- 話す内容は，要点を絞り簡潔に．複雑な内容や相談を必要とする事項は，訪室後，ベッドサイドで直接行うようにする．
- 患者の言葉がはっきりしなかったり，あいまいな表現だったりする場合は，不用意に聞き返さずに，状態の変化も考慮に入れ，直接患者のもとに行くようにする．
- プライバシーへの配慮
  大部屋の場合は，他の患者にも聞こえている可能性がある．本人のプライバシーを配慮して，用件の内容によっては，直ちに訪室することを告げ，対応する．
  深夜の場合は，他の患者を起こしてしまう可能性があるので，答えずにすぐに訪室する．

≪訪室時の対応≫
- ナースコールしてきた患者は，ナースが来るのを待ちわびているものである．
  できるだけ待たせないように部屋に向かい，訪室時は患者の気持ちを汲んで「遅くなりました」「お待たせしました」などの声掛けをすることを忘れずに．

練習

ナースコールを使ってのコミュニケーションを行ってみよう．
　①患者役，ナース役を分担してナースコール（お互いの顔が見えない状態にして）
　②訪室後の対応
患者が納得し安心した場合，そうでなかった場合について，話し合ってみよう．
難しかった点，問題を感じた点について整理してみよう．

　　1）（大部屋）隣の患者さんの様子がちょっと変なんだけど……．
　　　　　昼　間
　　　　　深　夜

　　2）（深夜）眠れないんです．何かお薬いただけないでしょうか．
　　　　　個　室
　　　　　大部屋

7 チームをつなぐ

　病気のメカニズムの解明や，薬剤開発・治療技術が日進月歩で進む現代においては，それぞれの専門家が連携して進めるチーム医療が，より適切で迅速な医療を展開させていくと期待されている．また，地域医療においても，自宅での療養を望む患者のために，訪問看護，病院，そして家族の連携によるチーム医療が展開されている．

≪病院内のチーム医療の例≫　（　　）内は医師・ナース以外のメンバー

- **感染対策チーム**：発生時の対応と病院内での感染予防対応
　　　　　　　　　　（薬剤師，臨床検査技師，事務職員など）
- **認知症ケアチーム**：環境への適応のサポートと，家族のサポート
　　　　　　　　　　（作業療法士，臨床心理士など）
- **がん治療チーム**：身体的，精神的負担に対応し生活をサポート
　　　　　　　　　　（薬剤師，臨床心理士など）
- **糖尿病チーム**：合併症，重症化の予防と対応
　　　　　　　　　　（管理栄養士，作業療法士，歯科医師など）
- **緩和ケアチーム**：がん患者の疼痛コントロールおよび精神的，経済的負担なども支える
　　　　　　　　　　（薬剤師，臨床心理士，管理栄養士など）
- **栄養サポートチーム**：食事は治療の一環
　　　　　　　　　　（薬剤師，管理栄養士，臨床検査技師など）

　その連携の成立に大きな力をもっているのがコミュニケーションである．ナースは，最も患者に近いところで，継続して患者の状態・その変化の状況をとらえることができ，また，患者や家族の訴えを聴くことができる存在である．具体的な例で，チーム医療におけるナースの役割と，それを成立させるコミュニケーションのありかたについて考えてみよう．

> **チーム医療：自宅における緩和ケアの例**

背中と腰の痛みが続いていた患者（70代男性/研究者）が，信頼しているU医師の診察を受け，検査・診察の結果，肺がんという診断を受けたことから，始まったチーム医療である．

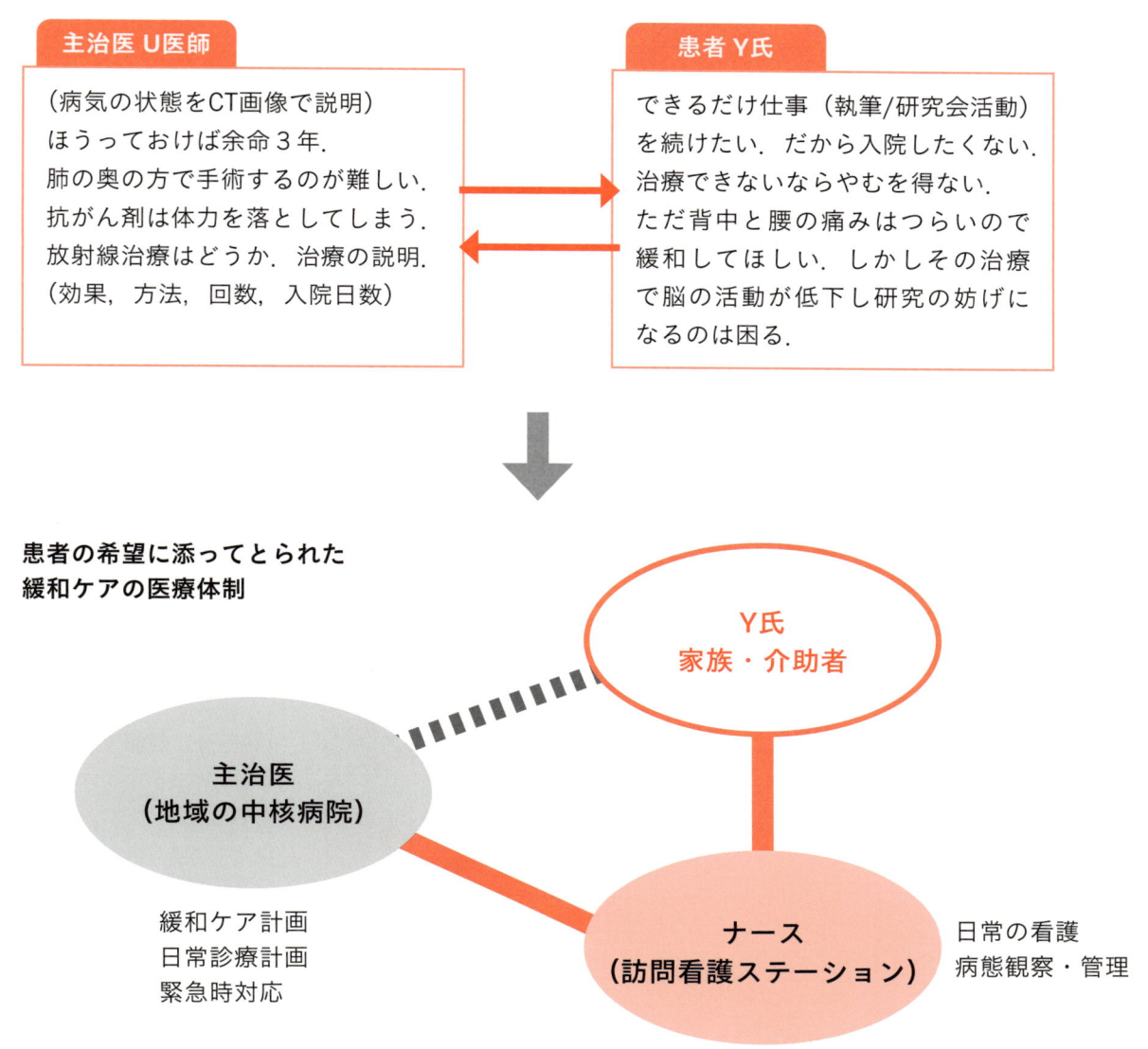

次ページは，ナース，主治医の連携がどのように行われたか，その一部を紹介したものである．

ナース，主治医の連携はどのように行われたか（Y氏の事例）

医師⇔ナース	ナース	患者・家族
	Yさん，具合はどうですか． （バイタル測定，酸素飽和度をチェックして） 何か気になることと，心配なことはありますか．	背中の痛みが強くなってきていて夜眠れない．
	痛みで眠れないのはおつらいですね．前と比べるとどのぐらいの痛みですか． （痛みスケールで痛みの程度を申告させる．）	患者，痛みスケールで示す．
ナース，主治医に報告．	先生と相談してさっそく対策をとりますから．	（了解）
主治医往診．ナース同行．		医師の診察を受ける
主治医，薬剤師と相談し薬剤決定．ナースに新しい薬剤の使いかた指導．	ナース，新薬剤について患者に説明指導．薬使用・痛みスケールの記録指導．	わかった．様子を見てみる． （薬使用・痛みスケール記録）
	（数日後）薬を替えてからどうですか． （バイタル測定，酸素飽和度チェック） 痛みスケールの変化を見る．	だいぶよくなっている．眠れるようになり仕事もできている．
ナース，主治医に報告．	先生にお伝えしますね．	
	痛みの具合はどうですか．	痛みのほうはまあまあだ．
	（排便の記録を見て） 痛み止めのお薬のせいかもしれません． ○○を飲み始めてから少し便秘気味ですね．	しかし最近便秘気味でね．腹が張っている．
ナース，主治医に報告．	先生に相談しましょう．	
主治医，便秘薬を処方．痛み止めの薬は体内で水分を多く使うため，多めの水分摂取の必要性ありと説明．	（翌日訪問，薬持参） 便秘の原因が痛み止めの薬にあることを説明．薬の飲みかた，水分摂取の指導	（了解）
患者の状態を主治医に報告	よかったですね．便が緩すぎるようになったら教えてくださいね．薬を調節しますから．	（数日後）便秘改善を報告．
	お困りのことはないですか．	身体がかゆくてね．特に脚．掻くと余計かゆくなるが，掻かずにはいられないんだよ．
主治医に病態報告．	ちょっと脚を見せてくださいね．（観察） たぶん，乾燥のためのかゆみだと思います． お薬出してもらいましょう．	
主治医，かゆみ止めの薬を処方．使いかた説明．	ナース薬持参．薬の塗りかた指導．	ナースの指導を受け薬使用．
主治医に状態を報告．	経過観察． 患者の訴えの聞き取り，患部の観察．	訪問時，患部を見てもらう．
	お具合どうですか？ （バイタル測定，酸素飽和度チェック）	息苦しさが増してきた．少し歩くと休まないとならないし，階段は登れなくなった．
ナース，主治医に往診要請．	それはおつらいでしょう． 酸素飽和度が低下していますから，酸素使ってみましょうか．先生と相談してみますね．	
主治医往診．ナース同行．酸素投与判断．		診察受け，酸素投与了解．
在宅酸素手配．ナースに使用状況・病態変化の観察依頼．	酸素到着後，ボンベや器具（カニューレ）の使いかた，注意点等指導．	呼吸は楽になった．しかし煩わしいね．
	携帯バッグを使えばお望みだった本屋さんにも行けますよ．よいことを見つけていきましょう．	
病態経過，主治医に報告．主治医，観察ポイントの指示．	（使用状況・病態経過観察）	（病態の自己申告）

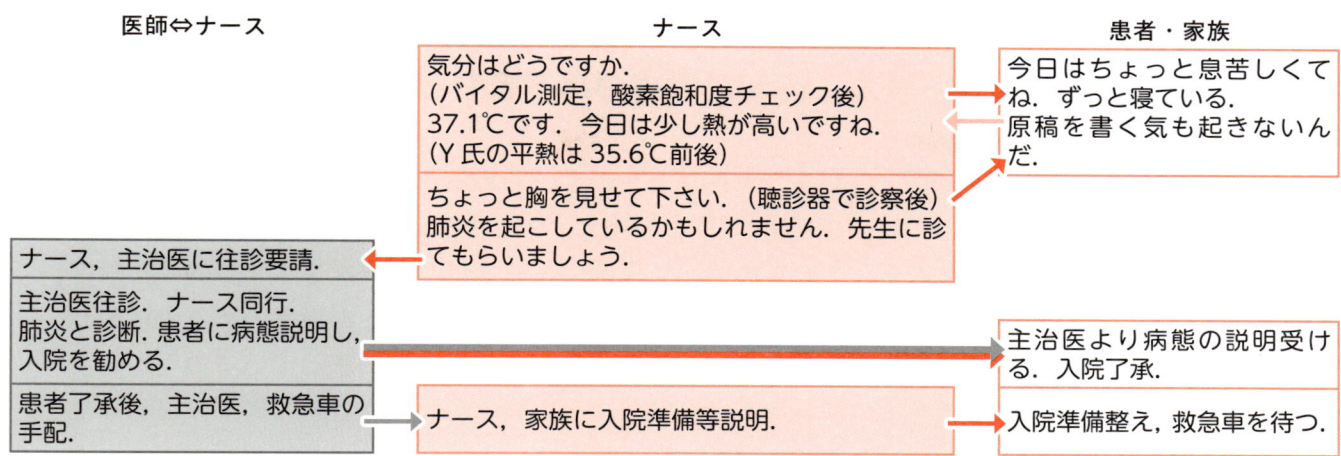

 **チーム医療におけるナースの役割とコミュニケーション**

● 事例における患者，ナース，主治医間のコミュニケーションの内容を整理してみよう．
● 整理した結果をもとに，チーム医療におけるナースの役割について話し合ってみよう．

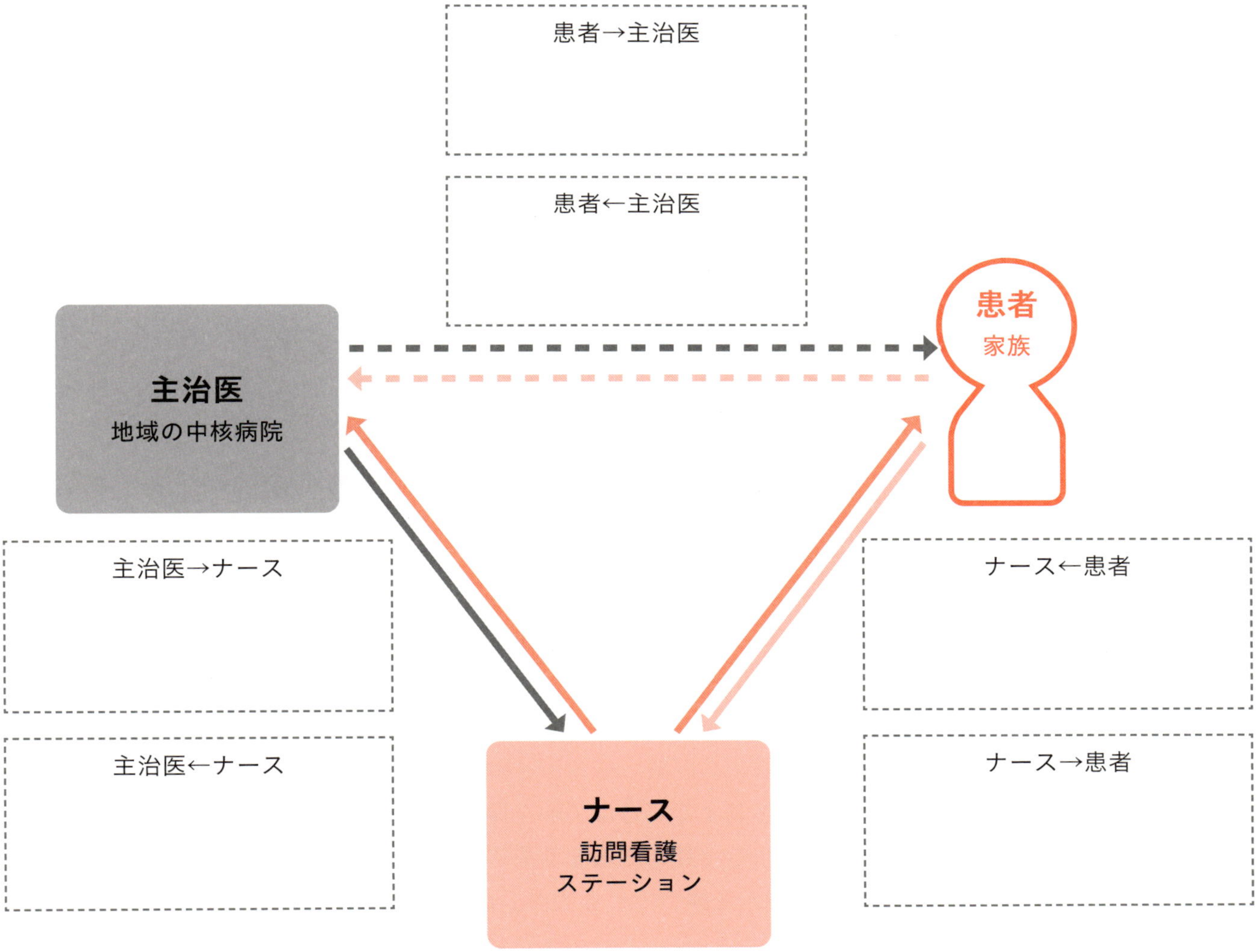

患者→主治医

患者←主治医

主治医
地域の中核病院

患者
家族

主治医→ナース

ナース←患者

主治医←ナース

ナース→患者

ナース
訪問看護ステーション

コラム　言語，視覚，聴覚，認知に障害のある患者とのコミュニケーション

　看護ケアの対象になる人に，コミュニケーションの手段である言語，視覚，聴覚，認知に障害があるという場合は少なくない．高齢化が進む今後は，さらに増えていくと考えられる．

　コミュニケーションへの影響は，障害の種類，程度によりそれぞれ異なるので，的確な対応をするためには，その障害の実態をつかむことが重要である．身の回りの障害のある人に関心を寄せよう．何ができて，何ができないのか，何に苦労し，何を負担に思っているのか，どうすれば，それをサポートできるのかを考えていこう．その積み重ねが，看護の場での適切な対応につながっていく．

●●言語障害のある患者とのコミュニケーション

　言語障害には失語症と構音障害がある．失語症は理解力の障害と，言語の表出力の障害の両方を伴うことが多い．言語化する能力が障害され，言いたいことを言えなかったり，表出後に間違いに気づいたりしてフラストレーションが生まれ，心が傷つきやすくなる．

　一方，構音障害は，病気や障害のため発音にかかわる器官に問題が生じて，正しく発音ができなかったり，発音そのものができなくなったりするものだが，理解力は保たれる．

　言語障害のある患者への対応では，障害の種類や程度を十分に把握したうえで，障害レベルに応じたコミュニケーション手段を確保すること，本人および家族の心理的サポートをすることにより，コミュニケーション意欲を高めていくことが重要となる．

≪言語障害のある患者とのコミュニケーションのポイント≫
- 短く区切って，やさしい言葉で，ゆっくり話しかける
- 理解してもらえず繰り返す場合，大声を出さない（耳が聞こえないのではない）
- 実物を見せたり，身振りや文字で示したりして，理解を助ける工夫をする
- 患者が理解するための時間，話すための時間を十分にとる
- 患者が理解したことを確かめてから，次の内容に進む
- 質問は，ハイ，イイエで答えられるように工夫する

●●視覚障害のある患者とのコミュニケーション

　視覚障害には，「まったく見えない」「視力はあるが見えにくい」「視野が狭窄している」など，人によりその程度はさまざまである．患者の視覚機能のレベルをしっかりとらえ，もっている機能を効果的に使って対応することが必要である．

≪視覚障害のある患者とのコミュニケーションのポイント≫
- 話を始めるときは，自分の名前を告げ，向かい合って声を掛けるようにする
- 相手が聞く用意ができてから話しかけ，何をするのか，十分に説明をする
- 視覚情報は具体的に説明し，物の配置は触覚で確認させるなどの工夫をする
- 物品の配置は定位置にし，移動する場合は了解を得る
- コミュニケーションを補助する用具・方法を効果的に活用する
  （弱視眼鏡類，スマホなど音声変換のできる機器，点字など）

視覚に障害がある人は，相手の表示や身振りが見えない（見えにくい）ことから，相手の意図や感情をとらえることに支障をきたし，対人関係からの離脱や，抑うつ・逃避・否定の感情をもちやすい．健常者とのコミュニケーションが阻害されやすい点を理解して対応することが重要である．

●●聴覚障害のある患者とのコミュニケーション

聴覚障害によって起こる難聴は，伝音性と感音性に分類される．伝音性（外耳や中耳などに問題があり音が伝わりにくい）の場合，補聴器により音量不足を補ったり，大きな声で話したりすることでコミュニケーションを成立させることができる．しかし，感音性難聴（内耳や聴神経など音を判別する器官に問題がある）の場合は回復が難しい．老人性難聴の場合は感音性のものであるから，補聴器の効果にも限界があり，コミュニケーション障害をより生じやすい．

聴覚障害者は，不安感，孤独感におちいりやすく，自閉傾向になりやすいので，コミュニケーションのサポートを積極的に行う必要がある．

≪聴覚障害のある患者とのコミュニケーションのポイント≫
- 話しかけるときは，患者がもっとも聞きやすい位置から
- 筆記用具をいつも身近な所に準備しておく
- 患者が口唇の読み取りができる場合は，ナースの口元の動きが見えるようにする
- 患者がコミュニケーションに集中できるよう，騒音・雑音を避ける
- 補助手段（手話，補聴器，スマホなど文字伝達機能をもつ機器）の活用

●●認知症のある患者とのコミュニケーション

認知症は，なんらかの原因により脳の細胞が死んでしまったり働きが悪くなったりして，記憶障害，理解・判断力の低下などが起きている状態のことをいい，アルツハイマー型，レビー小体型，脳血管性，前頭側頭型などさまざまなタイプがある．その症状やレベルは，人により千差万別である．

高齢の患者の場合，病気の過程で認知症を発症する場合も多いので，認知症であるのか，加齢による物忘れであるかを判別することも必要になってくる．

　　加齢による物忘れ：朝，何を食べたかを忘れる／さっき来た人の名前が思い出せない
　　認知症の記憶障害：朝ご飯を食べたことを忘れる／さっき人が来たことを覚えていない

人には，相手の感情を読み取りそれに自分の感情を合わせる力（情動調律）があり，これは認知症になっても失われにくいという．

「自分の身体の状態を把握できない，その状態を伝えられない」「ナースの話を受けとめ，理解することができない」など，表現力，理解力が衰え，周囲の状況を読み取って行動していくことが困難になっていく認知症患者にとっては，やさしい感情のこもった対応が大変重要なものになる．

≪認知症のある患者とのコミュニケーションのポイント≫
- ゆっくり，ゆったり，待ちの姿勢で（対応時間を十分にとる）
- やさしい感情を示して対応する（身体に触れる，手を握るなど）
- 身振り手振り，表情豊かに，声にもメリハリをつけて表現する
- 患者の言うことを否定しない，怒らない．共感の気持ちを示す
- 患者がうまく話せたり，理解できたりしたら，そのことをほめ一緒に喜ぶ

図解　看護のコミュニケーション・センスは…

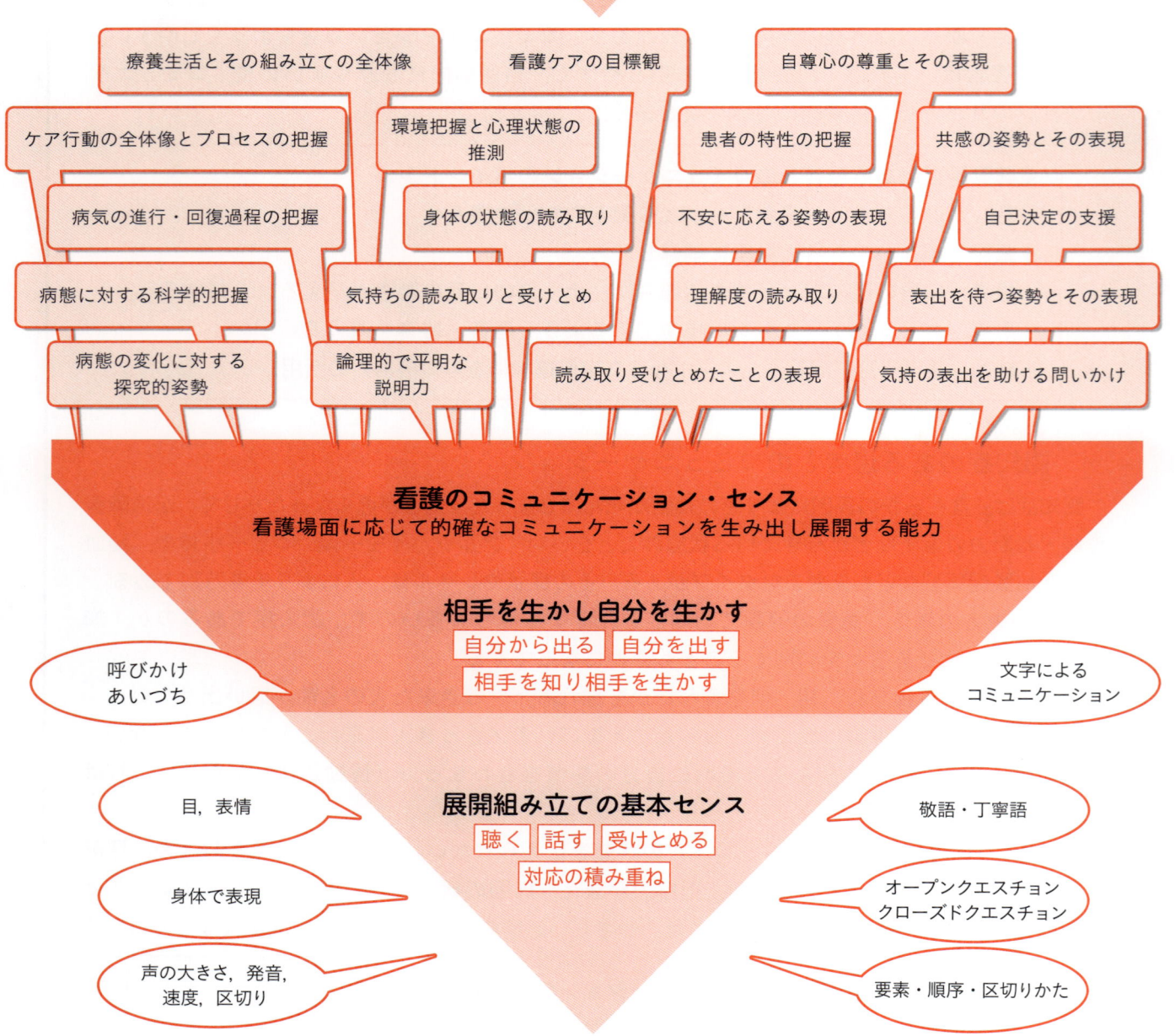

センスの要素は，ここに挙げたものがすべてというわけではない．いろいろな場で，さまざまな状況でのコミュニケーション行動を成り立たせるためには，まだまだいろいろなセンスがあるはず．
それらは，あなたが行動を重ねていく過程で見出していくものである．この図を仕上げていくのはあなたである．

…こうしてみがく

第5段階は臨地実習～仕事の場へと続く
仕事の場では，意図的につくられた学習の場はない．仕事の場＝学習の場である．
行動の場の要素・状況・状態を自分で読み取り，判断し，行動する．そして，自分の行動を客観的にとらえ修正していく．それが自分をみがくことになる．
仕事の経験の数だけ，自分をみがくチャンスがある．

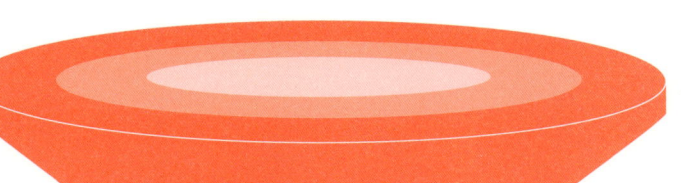

第4段階（IV章）
自分を振り返って
コミュニケーション・センスをみがく

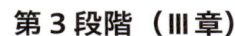

第3段階（III章）
演技して探求する
看護のコミュニケーション・センス

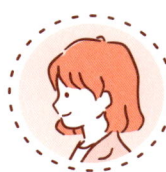

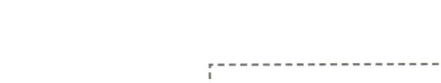

第2段階（II章）
現実の場面から探る
看護のコミュニケーション・センス

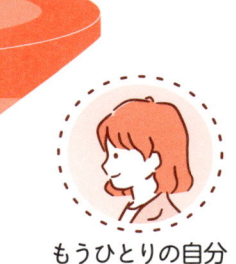
もうひとりの自分

第1段階（I章）
コミュニケーションの基本センスをみがく
　①展開組み立ての基本センス
　②相手を生かし自分を生かす
　③表現センスをみがく

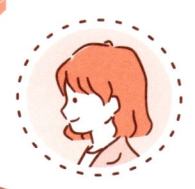

行動する自分
学習のスタート

図解　看護のコミュニケーション・センスはこうしてみがく

III 演技して探究する看護のコミュニケーション・センス

　看護のコミュニケーションを成立させるさまざまなセンス，それは，単に知っていればよい，わかっていればよいというものではない．行動すべきその場にあって，対象を観察し，状況・状態を読み取り，表現できる具体的な行動力でなければならない．それも，即座に対応できる力，つまり反応力にまで高めなければならない．

　そのためには，リアルな場での行動の積み重ねと，行動する自分を客観的に見つめ，修正していける自分を作っていく必要がある．

　この章は，それを実現していくための入り口として用意したプログラムである．

---

1. 患者の疑似体験 142
A 動けない患者の一日を体験しよう 142
B 患者の疑似体験をしよう 142
C 生活援助を受ける患者の体験をしよう 143
D 患者経験者にインタビューしてみよう 143

2. 患者に寄り添い，患者の心を開く 144

3. 演技して探究する 150
　― 台本型ロールプレイ ―

1 患者の疑似体験

　看護のコミュニケーションにおける最も重要なポイントは，患者（相手）の気持ち，苦痛や不安をどれだけ共感をもって受けとめ，それに対応できるかというところにある．次のA～Dは，その患者がもつ苦痛や不安を，少しでも理解できるようになるための行動プログラムである．
　この章の最初に，あるいは学習と並行して，また学習を終了した後でも，仲間と協力してぜひ実施してほしい．

A 動けない患者の一日を体験しよう

● 何をするにも他人の手を借りなければならない）ということは，どのような心の負担，肉体の負担を生み出すのだろうか

・ベッドに寝たきりで一日（半日でも可）を過ごしてみよう．
・何かしたいときは，必ず人に頼んでやってもらう．（寝返りひとつでも）
・排泄は，用具をベッドに置いて，その姿勢をとってみるだけでもよい．
（実際にやってみられればなおよい）

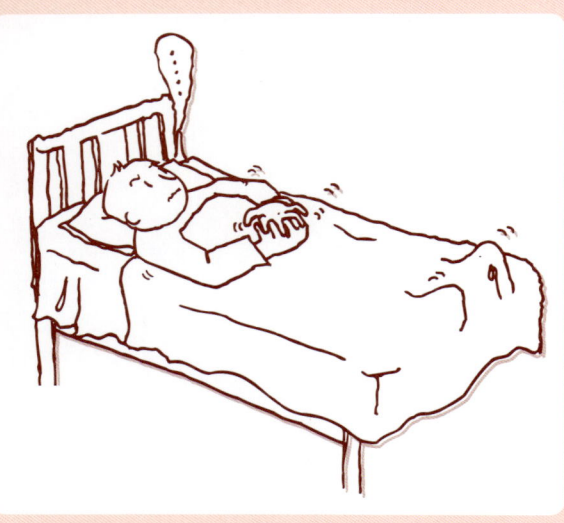

B 患者の疑似体験をしよう

● 行動するときの不安や苦痛を探ろう

1. 体験グッズや装具をつけて行動してみよう
（階段の上がり下り／トイレに行くなど）
　・高齢者体験グッズ
　　（白内障，足腰の衰え，指先の感覚減少）
　・妊婦体験グッズ
　　（胎児の重さ，視野の狭さ）
　・ギブスや砂嚢（肢体不自由）
2. アイマスクをして部屋を移動してみよう
（視覚障害の体験）
3. 耳栓をしてTVの音や，友人の話し声を聞いてみよう（聴覚障害の体験）

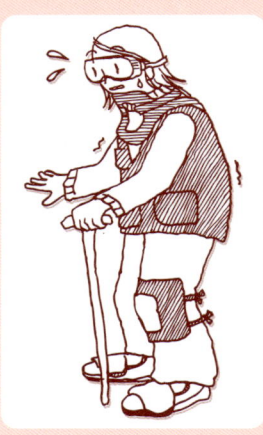

C 生活援助を受ける患者の経験をしよう

ベッドからストレッチャーへの移動を援助される経験をしてみよう．
患者は身体を移されるとき，どんな不安と苦痛を感じているのだろうか．
援助の際に，患者の不安をやわらげるナースの声掛けはどういうものかを探究しよう．

移動　ベッド → ストレッチャー

- 患者／ナース／観察者を交代で分担して実施しよう．（患者役は必ず経験すること）
- 言葉なしの場合／言葉だけ／非言語コミュニケーションを加える場合でどう違うか，援助側が複数人いる場合，だれがどう声掛けしたらよいか，いろいろ考えてやってみよう．

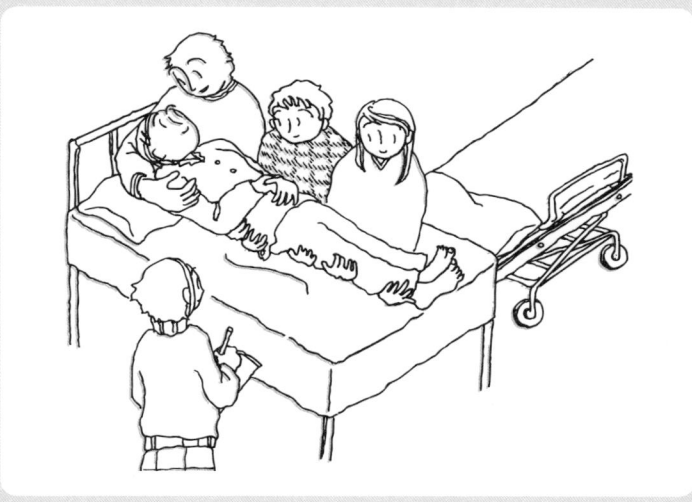

D 患者経験者にインタビューしてみよう

● 何がつらかったか，何が不安だったか
　そのつらさや不安は，何によってやわらいだか（やわらがなかったか）

家族，親戚，友人など，身近に患者経験のある人を探して，質問してみよう．
（診断前，診断後，入院時，入院中，自宅療養中）

2 患者に寄り添い，患者の心を開く

　看護の現場でのナースの仕事は，患者に必要なケアを行うことである．
　患者が，必要なケアをきちんと受けて，しっかりと療養生活を送るためには，ケアを行うナースが患者から信頼される存在になり，ナースにゆだねる気持ちになってもらうことが必要である．
　それを実現するために大きな役割をもつのがコミュニケーションであり，下図は，そのコミュニケーションの構造を示したものである．

　下図は，患者のケアをする際のコミュニケーションのイメージ図である．①②③は患者に対し適切なケアを行うためのコミュニケーションの要素であるが，それを成立させるためには，欠かせないものがある．
　それは，患者に寄り添うという姿勢で行動するということである．患者に寄り添い，その心をおだやかにし，看護ケアを前向きに受け入れる心の状態をつくるということである．それがあって，初めて，患者の身体と心の痛みを受けとめたコミュニケーションが成立し，適切なケアが成立するのである．

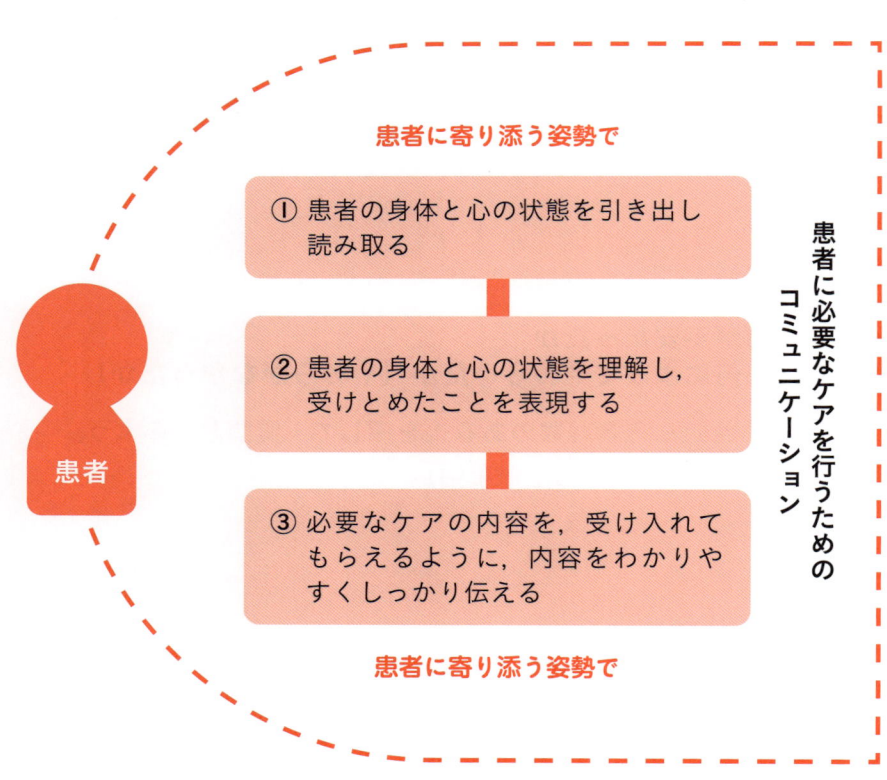

 **ワーク** 寄り添うとはどういうことか，患者の立場になって考えてみよう

● どうしたら，患者であるあなたは，心と身体の状態をナースに訴える気になるだろうか．
● どうしたら，患者であるあなたは，ナースの言葉を受け入れる気になるだろうか．

Ⅰ章で学んだ「コミュニケーションの基本センス」を振り返ってみよう．
　患者が心を開き，看護ケアを前向きに受け入れるようにするためには，どの要素をみがいたらよいだろうか．
　Ⅱ章でつかんだ看護の場におけるコミュニケーションのイメージと，前項で試みた患者経験を材料として考えてみよう．話し合ってみよう．

Ⅰ章　コミュニケーションの基本センスをみがく（p.7〜84）	
1．展開・組み立ての基本センス	①聴く
	②話す
	③相手のメッセージを受けとめる
	④1回1回の対応の積み重ねが会話の方向をつくる
2．相手を生かし，自分を生かす	①自分から出る
	②自分を出す
	③相手を知り，相手を生かす
3．表現のセンスをみがく	①声，話しかた─大きさ，発音，話す速度，間の取りかた
	②目，表情，身体で表現 　─表情，視線，うなずき，位置，距離，姿勢
	③オープン・クエスチョンとクローズド・クエスチョン
	④呼びかけとあいづち
	⑤5W1H─要素，順序，区切りかた
	⑥メール・チャット─文字だけのコミュニケーション
	⑦敬語・丁寧語
	⑧仲間・仕事・世代と言葉

患者に寄り添う姿勢とは…

1. 患者の心をおだやかにするための「聴く姿勢」

緊張には，緊張が返ってくる．多くの仕事を抱えているナースは自分のペースで進めがちだが，そうすると患者のことが見えなくなってしまう．
まず，自分自身の心をおだやかにすることが大切．気持ちにゆとりをもって患者に寄り添う姿勢を示すこと，それが，患者の気持ちをおだやかにし，その心を開くことになる．

忙しそうな態度を見せない…ゆっくり，おだやかな声で

忙しく仕事をするナースは，言葉が速くなりがちである．平易な言葉で，ゆっくりおだやかに話すことを心掛ける．区切りかた，間の取りかたに気を配り，相手の反応をよく見ながら対応する．

患者のペースで…せかさない，さえぎらない

心に余裕をもち，患者の状況・状態をよく観察して，静かに受けとめる姿勢が重要である．
相手が一生懸命自分の考えを整理し引き出そうとしているときは，静かに待つ．ときには「ゆっくりでいいですよ」と声掛けも必要．せかしたり，相手の言葉をさえぎったりするのは厳禁．
自分のペースでよいということで患者は安心し，落ち着いて話すことができる．

患者の状態・状況に応じて

聴力や言語，認知の能力など，相手の状態・状況をよく見て話す．聞き取れているか，理解できているかを確認しながら話すことが重要である．場合によっては筆談での対応も．
ケアの内容や，個室か大部屋かなど相手の状況・環境を考慮することも忘れずに．

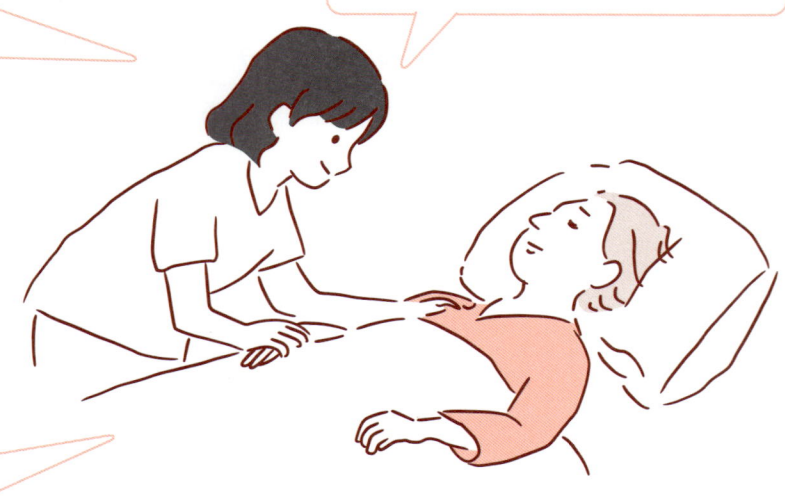

- ●目線・姿勢・距離
  見下ろさず威圧感を与えない．
  目線を合わせる．
  話すときの距離や位置を配慮．
  （高齢者，聴力や視力の障害の状態を把握して）

- ●笑顔とやさしいまなざし
  不安な気持ちをほぐす最高の手段

- ●身体に触れる/手を握る
  身体に触れると不安や緊張がやわらぐ．
  「手を握る」「背中に手を当てる」
  「痛みのある部位をさする」など，
  患者の状態状況をよく観察して行う．

2．患者に自信をもたせ，前向きにするための「聴く姿勢」

身体と心に痛みをもっている患者は，なかなか前向きになれない．そうした患者に自信をもたせ，療養に前向きになってもらうための姿勢が"承認"と"共感"である．

■ 承　認

"承認"とは相手を認め尊重することである．英語のapprovalを翻訳した言葉で，日本では「認可・許可」という意味で使われ，上から目線の行動と思われがちだが，本来は「賛成・同意・協賛」を意味する．看護の場では，本来の意味で，この「承認」という行動をコミュニケーションの重要な要素と位置づけている．

名前を呼んで話しかける

患者は，闘病生活を託している医師やナースに自分の名前を呼ばれることで，ひとりの人間として認められているという安心感を得られる．大勢をひとまとめにした「患者さん」，年齢で分類した「おじいちゃん」「おばあちゃん」ではなく，「フジイソウタさん」「アラカワシズカさん」のように，患者その人の名前で呼ぶのが看護の場での原則である．

看護のケアを実施する際は，本人確認の意味からも患者のフルネームを呼んでから始めるのが必須である．

よいところをほめて励ます

よくなってきたこと，できるようになったこと，患者が努力していることをほめて励ます．

病気や障害，高齢によりできなくなったことが増え，気持ちが弱くなっている相手に，自信をもたせるとともに，よいことを見つけていくことが希望につながることを伝える働きかけである．

大事なことは，患者の状態・行動をよく観ること．ナースがよく観てくれていると感じると，患者にはナースにゆだねる気持ちが生まれてくる．

■ 共　感

"共感"は，辞書には「その感情に親しみをもって，自然に賛成すること」「同じような考え・感情になること」とあるが，看護の場では，より広く，相手の考え・気持ちを理解する行動ととらえている．

患者の訴えを否定せず，評価せず，そのまま受けとめる．患者は，自分の考え・気持ちを否定されず，そのまま受けとめてもらえたことで，自分を肯定されたと感じ，不安が軽減され，それが自信へとつながっていく．「共感」の姿勢は，患者を前向きにするための必須のものである．

同感ではなく，同調でもなく なぜ"共感"なのか

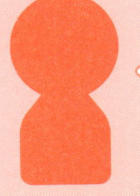

○○はダメだったし
××も一向によくならない
何もかもいやになっちゃった

右のA，B，Cの言葉が返ってきたときどういう気持ちになるか，考えてみよう．

A 同感
ほんと，何もかもいやになっちゃいますね．どうしていやなことって重なるんですかね．

B 同調
無理ないですよ．そういう状態だったら私だってそういう気持ちになりますよ．

C 共感（受けとめ）
いろいろ重なっちゃったんですね．それで，頑張る気持ちが出ないんですね．

患者に必要なケアを行うためのコミュニケーション，その3つの要素

① 相手の身体と心の状態を引き出し読み取る

まずは，オープン・クエスチョン

患者が，自分の身体と心の状態について，何を一番訴えたいのかを引き出すことが重要である．「どうしましたか」「どうですか」と内容に制限をつけずに聞くと，患者は一番強く思っていること，求めていることを話しやすくなる．

内容の確認や絞り込みはクローズド・クエスチョンで

相手の状態や事情から予測して，「～ということですか」や「○○か，それとも△△か」というような，ハイかイイエで答えたり，答えを選べるクローズド・クエスチョンは，自分の考えや思いをうまく言葉で表現できない人や，障害がありうまく話せない人にも答えやすい．

詰めはアイコンタクト

相手の目の動きや見開き具合，眉根の寄せ具合などわずかな変化からも，相手の気持ちを読み取ることができる．十分言いたいことを言ったのか，まだ言いたいことがあるのか．相手の状態やその場の状況をよくみて，読み取りかたを工夫していく姿勢が大切である．

② 相手の身体と心の状態を理解し受けとめたことを表現する

うなずきとあいづち

話の内容や区切りのタイミングに合わせたうなずきやあいづちによって，患者は自分の話を聞いてくれているという安心感を得て，自分の思いや不安を話す気持ちになれる．

中でもあいづちは，「ここが痛いのですね」「胸が苦しいのですね」というように，動作も含めた具体的な表現もできるので，ナースが自分の訴えを理解してくれたかどうか判断の手がかりとなる．

しかしそれだけに，ナースは患者の訴えの内容をしっかり把握し，自分のあいづちに対する患者の反応をよく観察し，患者の訴えを正しく受けとめられたかを確認する姿勢を忘れてはならない．

うなずきもあいづちも，いいかげんにやると誠意が感じられず逆効果である．

患者の訴えを確実にとらえる「言い換え」

ナースが自分の言葉で言い直して確認する「言い換え」は，ナースがどうとらえたかがわかるので，患者は補足や修正をし，自分の訴えをより正確に伝えることができる．

言い換える際に重要なのは決めつけをしないこと．

「～ですね」ではなく，「～ということですか？」と確認の姿勢で聞くことが大切である．

《I章-3表現のセンスの③，④参照》

③ 必要なケアを受け入れてもらえるように，内容をわかりやすくしっかり伝える

内容を区切って
一度に聞き取れる内容はそう多くない．
内容を区切って，わかりやすい言葉で話す．

専門用語は使わない
「清拭」「禁食」「腹満」といった専門用語，「リハ」「オペ」というような省略語は使わない．相手が理解できる言葉で，具体的な行動のイメージがわくように説明する．

相手の状況・状態に応じて
相手の状況をよく見ること．聴力や言語，認知に障害のある場合は，特に注意して，聞き取れているか，理解できているかを確認しながら話す．筆談での対応もできるようにする．
個室か大部屋かといった環境の違いや，ケアの内容を考慮することも忘れずに．

相手が納得してから進める
自分の声に対する反応をよく見ること．
話の内容が伝わっているか，理解しているか，納得しているかを確認しながら対応することが大切．

"待ち"の姿勢で
患者は，質問したいことがあってもうまく聞けない場合が多い．質問を受けるときはせかさないこと．待ちの姿勢を大切に．

相手の要望を引き出す
質問のしかたがわからない，何を聞いたらわからないという場合もある．
そうしたときには「○○のことはよろしいですか？」「××は大丈夫ですか？」というように，よくある質問をあげ，相手の要望を引き出して確認していくようにするとよい．

プラスメモ

傾 聴

看護の現場では「聴く」という行動を特に「傾聴」という言葉で表現している．

「傾聴（けいちょう）」の「傾」とは，「傾ける」ということで，相手に心を傾けて一生懸命に聴き，その心に寄り添うという行動を意味している．相手（患者）に必要な看護ケアを受け入れてもらうための，より積極的なコミュニケーションと位置づけているのである．

相手（患者）が，自分の身体の具合について訴えたいことや，何をしてほしいのかを聴いて（聴き出して），それを理解し受けとめたことを相手に伝える．相手（患者）は，自分の身体の状態や不安，要望が届き，理解してもらえたことで安心して心を開き，看護ケアを受け入れることができるようになるのである．

→ 以上の視点をもって次項からの課題にチャレンジしよう！

3 演技して探究する
―台本型ロールプレイ―

　ロールプレイというのは役割演技法といわれるもので，その人の役割（role）を演じることによって，その心理状態を理解するとともに，仲間同士でその演技を観察し分析し合うことにより，自分に足りない視点や自覚していない自分の行動をとらえ，仲間の意見を総合し，課題への対応のしかたに工夫を生み出していくものである．

　この項では，用意した台本を読み合わせる形でのロールプレイの場を設けた．台本はいずれも成功例であるが，それをただ読み合わせるのではなく，前項で整理した患者に寄り添う姿勢を追加して表現し，ナースのコミュニケーションをさらにレベルの高いものに仕上げてみよう．

1. 台本に追加する"患者に寄り添う姿勢"の表現

A．患者をおだやかにするための表現	① 目線，姿勢，距離 ② 笑顔とやさしいまなざし ③ 急がない，おだやかな声 ④ 触れる，手を握る ⑤ 患者のペースに合わせる ⑥ 患者の変化に応じた対応
B．患者に自信をもたせ，前向きにするための表現（承認と共感）	⑦ 名前を呼ぶ ⑧ できたこと・よいところを見つけて伝える ⑨ 訴えを否定せず，そのまま受けとめる（共感）
C．患者から聴き取るとき，患者に説明するときの表現	⑩ あいづち，うなずき ⑪ 内容を区切る，間を取る ⑫ 患者の理解・状態に応じた表現 ⑬ 専門用語は使わない

＊Cのポイントのひとつであるオープン・クエスチョン，クローズド・クエスチョンについては会話の展開を変えてしまう可能性が大きいため，追加しないものとする．

2. 読み合わせ時の観察・分析視点

　ナース役：自分が追加した表現をセリフに加えて読み，それを受けての患者役の反応を観察する．
　患　者　役：自分のセリフを読むと同時に，ナース役のセリフから受ける印象を評価する．
　観　察　者：患者役，ナース役の双方の演技から受ける印象を評価し記録する．
　（実施のしかたの詳細はp.151，課題の台本はp.154～155）

実施のしかた

1. 台本を読んで，ナースの対応のどこにどのような表現が必要かについて，全員で話し合う．
   その結果をもとに各自，ナースが患者に寄り添う姿勢をイメージし，その表現のしかたを台本の ▓▓▓▓ 部分に書き込む．必要と思われる行動をつけ足してもよい．（例：赤字部分）
2. メンバーは3〜4人が望ましい．患者役・ナース役・観察者の役割分担を決める．
   ナース役は自分が加筆した台本を読む．患者役はそれを受けて，自分のセリフ部分を読む．
3. ナースの演技を各自評価して，チェックシートに記入する．
   （役割は交代して，全部の役割を経験する．チェックシートはその都度書く）
4. ロールプレイの終了後，参加した全員でカンファレンスを行う．それぞれの評価を伝え合い，観察したことをもとにして問題を整理する．各自の感想も加えレポートとしてまとめる．
   （p.152〜153にチェックシート，レポートの記入例）

台本　抗がん剤治療後，手術のために再入院．1週間後に手術予定の患者（60代男性）（II章-3　事例2-B）

Ns：(笑顔／静かな口調で)
　　Aさん，今日は気分どうですか．
Pt：食欲はないし身体がだるいんだ．この手を見てみろ．こんなに細くなっちまった．医者は，あとは手術だけだって言ってるが，手術に耐えられるかどうかわからんよ．
Ns：(出された手をとって)
　　よくなっているっていう感じがしないんですね．
Pt：ああ．
Ns：(Ptと視線を合わせて)
　　食欲が出ないんですね．
Pt：無理して食ってるんだ．
Ns：そうなんですか（患者の気持ちを受けとめて）
　　データは抗がん剤治療前よりずいぶんよくなっているんですけどね〜．体温も血圧も正常値になりましたし，貧血も改善されているんです．
　　(iPadのデータをPtに見せる)
Pt：ふ〜ん．でもあまり実感ないんだよね．
Ns：(Ptが自分を見ていれば) うなずく
　　(Ptが見ていない場合は)「そうなんですか」
　　落ちてしまった体力はすぐには回復しないので，実感わかないかもしれませんけど……．痛みのほうはどうですか．抗がん剤治療の前のときを10としたら，いまいくつぐらいですか？

Pt：そうだな，2か3ってとこかな．これは．
Ns：(患者と目を合わせて，笑顔で)
　　よくなってるってことじゃないでしょうか．
Pt：たしかに，がんは小さくなっているんだからなあ．
Ns：はい（しっかりと）
　　がんが小さければそれだけ手術のリスクは小さくなります．あとは体力です．体力がついていればいるほど，術後の回復が早くなります．
Pt：ああ，先生から聞いた．
Ns：ですから（目を合わせて，真剣に）
　　栄養剤も補給していますけど，この1週間，ご自分でもしっかり食べていただきたいんです．
Pt：まあ，頑張るよ．しかたないからね．
Ns：(少し遠慮っぽく「あのう」と話しかける)
　　食欲がないのは運動不足もあるかもしれません．病院の中を歩くだけでも結構運動になります．
Pt：おなかすかせて食べろってことね．
Ns：(笑顔でうなずく)
　　はい，お願いします．(笑顔)

台本型ロールプレイ：チェックシート（記入例）

事　　　例	抗がん剤治療後，手術のために再入院．1週間後に手術予定の患者（60代男性）		
役割分担	ナース　〇〇〇〇	患　者　××××	観察者　△△△△

	ナースの行動の観察項目 評価点　3：よい　2：だいたいよい　1：改善が必要		評価者		
			ナース役	患者役	観察者
ナースの行動表現の評価	患者の心を おだやかに する表現	① 目線，姿勢，距離 ② 笑顔とやさしいまなざし ③ 急がない，おだやかな声 ④ 触れる，手を握る ⑤ 患者のペースに合わせる ⑥ 患者の変化に応じた対応	3 ② 1 ③ 2 1 ③ 2 1 3 2 ① 3 ② 1 3 ② 1	3 ② 1 ③ 2 1 3 ② 1 3 2 ① 3 2 ① 3 2 ①	3 ② 1 ③ 2 1 3 ② 1 3 2 ① 3 2 ① 3 2 ①
	患者に自信を もたせ前向き にする （承認と共感）	⑦ 名前を呼ぶ ⑧ できたこと・よいところを 　 見つけて伝える ⑨ 訴えを否定せず，そのまま 　 受けとめる（共感）	③ 2 1 ③ 2 1 3 ② 1	③ 2 1 3 ② 1 3 ② 1	③ 2 1 3 ② 1 3 ② 1
	聞き取るとき 説明するとき の表現	⑩ あいづち，うなずき ⑪ 内容を区切る，間を取る ⑫ 患者の理解・状態に応じた表現 ⑬ 専門用語は使わない	③ 2 1 ③ 2 1 3 ② 1 ③ 2 1	3 2 ① 3 2 ① 3 2 ① ③ 2 1	3 2 ① 3 ② 1 3 ② 1 ③ 2 1

感じたこと・気づいたこと

《ナース役》
- 最初の挨拶で，どの程度の笑顔，声の明るさにするか迷った．抗がん剤治療の時担当していたか，初めての担当かで違うのではないか．そういう条件が出されていれば考えやすいと思った．
- 患者の気持ちを想像するのが難しかった．闘病記などを読んだりして勉強していきたい．
- タッチングが難しかった．どういうタイミングで，どの程度やればよいか迷った．
- 患者と目が合わせられない場面があり，そうしたときはどうしたらよいかよくわからなかった．

《患者役》
- 患者の苦痛や不安について想像しながら演じてみたが大変難しかった．高齢者の気持ち，がんへの恐れ，抗がん剤治療の苦しさ，体力の落ちたつらさなど，経験しないと本当にはわからない．また，それを理解し受けとめることの難しさを感じた．
- 〇〇さんのゆっくりとした口調は，気持ちが落ち着く感じがした．ただ，ずっと同じではなく，考えながらとか，力を入れて言うところとかがあったほうがよいように思う．自分の言葉を受けとめて，一生懸命考えてくれているという気持ちが生まれる気がする．

《観察者》
- 「うなずき」は，うなずいたことが相手にもう少しはっきりわかるようにしたほうがよい．
- タッチングを取り入れたのはよいアイデアと思う．ただ手を取るだけでなく，しっかり触って患者の思いを受けとめるとよいのではないか．
- 患者が話した後，答えるまでに少し間があったほうがよいと感じた．即答してしまうと，決まっていることのようで，自分の気持ちをしっかり受けとめてもらったとは思えないと思う．
- 全体的に同じような調子だった．もう少し患者の気持ちの動きに合わせた対応が欲しいと思った．
- 散歩を勧めるとき，最初に「あのう」と言ったのはよかった．押しつけがましさがなくなる．

（記入例）

ロールプレイを通じてとらえたこと（カンファレンス終了後のまとめ）

1．感じたこと，気づいたこと，考えたこと，疑問，その他

①今日私がセリフの中で説明した内容は，自分では本当には理解できていないことだった．今の私には，まだまだこうした説明はできない．患者が納得できる説明をするためには，病気およびその治療についてしっかりとらえていることが必要だ．

②声には思った以上に気持ちを込めることができると感じた．逆に，気持ちがこもっていないということも現れてしまう．表面的な励ましや慰めは，役に立たないどころか，かえって相手を傷つけてしまうと感じた．

③看護ケアは時間内に行わなければならないという仕事でありながら，コミュニケーションをしっかりとり，相手のペースを大事にして対応しなくてはならない．なかなか難しいことだ．
そのためには，日々の看護活動の中で，いかに患者自身や家族から情報を取り蓄積して，人間関係を作っていくかということが大切だと思った．

2．今後の課題，学習計画，その他

患者さんの苦痛は本当には理解できないと思うが，それを心から受けとめ理解したいと思う自分になりたい．そのために必要と思うことで，今考えることは次の2つである．

①相手の心を読み取り受けとめる力をみがくこと．
コミュニケーションをみがくには場数が必要だと思う．だから日常生活の場でみがく．
今は自分が話したいことを話すということになりがち．
相手に話をさせる．相手の考えをもっと引き出し，聞き上手になること．

②看護のコミュニケーションの背景になるものを身につけること．
看護技術はもちろんのこと，人間の身体のことや病気について，そして患者さんの心理も．
これは，まず学校での学習をしっかり行っていきたい．

指導者からのアドバイス記入欄

台本型ロールプレイをやってみよう

台本は2つ用意した．**台本1**はⅡ章の事例から，もうひとつの**台本2**は新しい事例である．

台本1　トイレまで歩行介助をする事例（Ⅱ章-1　事例1-B）
患者は60代女性．開腹手術から2日目．
歩行の許可が出ているが，痛みと不安のために起きようとしない．

Ns：Kさん，今日はトイレまで歩いて行ってみませんか．私もご一緒しますのでいかがですか．
Pt：でもまだ痛いのよ．手術からまだ2日目でしょ．動いたら傷口開いちゃうんじゃないの．

Ns：傷口はしっかり綴じてありますから，起き上がったり歩いたりするぐらいでは開かないんです．先生の保証つきです．安心してください．
Pt：そうなの？　でもちょっと姿勢変えても痛いのよ．

Ns：おつらいですね．でも，歩くと血液循環がよくなり傷にも栄養が行くので，治りがとても早くなるんです．ちょっと我慢して行ってみませんか？
Pt：（考える様子）

Ns：あまりおつらいようでしたら，痛み止めの薬を飲んで，効いてきたころに行くという方法もありますが……．
Pt：薬を飲むってほどじゃないんだけど……．

Ns：では勇気を出して行ってみませんか．ベッドの上でするより何倍も気持ちがいいと思いますよ．
Pt：そりゃあね．でも早く歩けないし，間に合わなくなったら困るわ．

Ns：ゆっくり歩いても2分もかからないんですよ．すぐにしたいということでなければ，十分間に合うと思います．万が一のことがあっても私がいますから．

Pt：そう，それなら行ってみようかしら．

Ns：よかった．ではまず，ベッドの上に起きましょう．あまり痛くないように起き上がれる方法をお教えしますから，私の言うとおりにしてください．
Pt：はい．

Ns：まず，膝を曲げてください．
そう，それでいいですよ．こうするとおなかに力が入らないので，痛くならないんです．
そのままこちら向きになって……はい，手を伸ばしてベッドの柵をつかんでください．
Pt：（Nsの言葉に従って行動する）

Ns：次は，私がちょっとお手伝いします．いちにのさんと掛け声をかけますから，柵を引き寄せるような感じで起き上がってください．
Pt：はい．

Ns：いいですか，いち，にの，さん！
（Ptを介助し，起き上がらせる）
Pt：はい．ああ，やっと起き上がれたわ．

Ns：さ，今度は私の肩に両手でつかまって，足をスリッパの上に降ろしてください．
Pt：はい．（ベッドから降りる）

Ns：頑張りましたね．では，ゆっくり行きましょう．
Pt：はい，お願いします．

台本2

子宮筋腫の手術を翌日に控え，不安を訴える患者に対応する事例
患者は40代後半の女性．初めての入院，初めての手術．大部屋．
パートタイムで仕事をしている．家族は夫と中学生・小学生の子ども2人．

Ns：Sさん，どうかなさいましたか．
　　ちょっと元気がないようですけど……．
Pt：ええ，手術が明日なので……．

Ns：ご心配なんですね．
Pt：はい．どうしようって思ってしまって．

Ns：どうしようというのは，手術をするのを迷っていらっしゃるということでしょうか．
Pt：いえ，手術は決めたことなので，今さらやめようと思っているわけではないんですけど……．

Ns：Sさん，よろしければ談話室でお話しませんか．
　　そのほうがゆっくりお話しできると思いますけど……今の時間はたぶん，空いていると思います．
　　私も今なら時間が取れますので．
Pt：まあ，お気づかいいただいて……．
　　そうしていただけるなら，お願いします．

Ns：では，ちょっと確かめてきます．ちょっとお待ちくださいね．
　　（いったん退室し，再び訪室）

Ns：大丈夫，空いてました．
　　では行きましょう．車椅子ご用意しますね．
Pt：遠いのですか．近ければ歩いていきますが……．

Ns：そう遠くはないので，歩きましょう．
　　（談話室にて）

Ns：さあ，ここなら，ゆっくりお話を伺えますよ．
　　先ほど，どうしようって思ってしまって，とおっしゃっていましたが……．

Pt：あれこれ考えてしまい落ち着いていられないんです．どうしたらいいんだろうって……．

Ns：ご心配なことがいろいろおありなんですね．一番は手術のご心配ですか．
Pt：はい，麻酔のこととか，術後のこととか，いろいろ考えると怖くなります．

Ns：そうですね．ネットで調べるといろいろな情報が出てきますから，心配になりますよね．
　　でも，執刀するのは年間100例以上この手術をなさっている先生なんです．私たちも万全を期して取り組んでまいりますから……．
Pt：すみません．つい取り越し苦労してしまって．

Ns：無理ないですよ．手術は初めてでしたものね．
Pt：ええ，そうなんです．入院も初めて，家族と離れての生活も初めてなんです．

Ns：ご家族のこともご心配でしょう．1週間留守にされるのですから．お子さんお2人でしたね．
Pt：はい．上の子が中学生なんですけど，夫に聞きましたら，結構やってくれているみたいで．

Ns：そうですか．それはよかったですね．
　　親が留守をするというのは，子どもが成長するチャンスでもありますよね．私も高校1年の時，母親が祖母の世話で1カ月留守にしたことがありまして．ほんと大変だったんですけど，今考えてみれば，いろいろできるようになったのは，そのときの経験のおかげかなって……．
Pt：まあ1カ月も．それは大変でしたね．ご飯づくりなんかもなさったのですか．

Ns：はい．大したことはできなかったんですけど．
Pt：ちょっとお伺いしますけど……（話が続く）

台本型ロールプレイ：チェックシート

事　例	
役割分担	ナース　　　　　　　患　者　　　　　　　観察者

			評　価　者		
評価点　3：よい　2：だいたいよい　1：改善が必要 ナースの行動の観察項目			ナース役	患者役	観察者
ナースの行動表現の評価	患者の心をおだやかにする表現	① 目線，姿勢，距離	3　2　1	3　2　1	3　2　1
		② 笑顔とやさしいまなざし	3　2　1	3　2　1	3　2　1
		③ 急がない，おだやかな声	3　2　1	3　2　1	3　2　1
		④ 触れる，手を握る	3　2　1	3　2　1	3　2　1
		⑤ 患者のペースに合わせる	3　2　1	3　2　1	3　2　1
		⑥ 患者の変化に応じた対応	3　2　1	3　2　1	3　2　1
	患者に自信をもたせ前向きにする（承認と共感）	⑦ 名前を呼ぶ	3　2　1	3　2　1	3　2　1
		⑧ できたこと・よいところを見つけて伝える	3　2　1	3　2　1	3　2　1
		⑨ 訴えを否定せず，そのまま受けとめる（共感）	3　2　1	3　2　1	3　2　1
	聞き取るとき説明するときの表現	⑩ あいづち，うなずき	3　2　1	3　2　1	3　2　1
		⑪ 内容を区切る，間を取る	3　2　1	3　2　1	3　2　1
		⑫ 患者の理解・状態に応じた表現	3　2　1	3　2　1	3　2　1
		⑬ 専門用語は使わない	3　2　1	3　2　1	3　2　1

感じたこと・気づいたこと

《ナース役》

《患者役》

《観察者》

ロールプレイを通じてとらえたこと（カンファレンス終了後のまとめ）

1. 感じたこと，気づいたこと，考えたこと，疑問，その他

2. 今後の課題，学習計画，その他

指導者からのアドバイス記入欄

ロールプレイの経験を生かすために

課題が見えた ——学習者の感想から——

患者の気持ちを知った
- ナースに何かを頼むときや相談したいときに，どのように切り出せばよいか困った．これが患者の本当の気持ちではないかと思った．
- 患者役を演じて初めて，ナースに求めるものは「何か」がわかった気がする．患者は相当我慢しているのだなと感じた．
- 患者は単に苦しんでいるということではなく，どのように苦しんでいるのかという心情まで考える機会となった．

自分の力を知った
- 会話を続けることの難しさを感じた．
- どこまで患者の内面に入り込むか難しい．
- どのように言葉を掛ければよいか迷った．
- 患者を尊重して話したと思ったが自分の断定的な言いかたになっていた．

技術の具体的イメージや自分の課題が見えた
- 観察者役をすることで，患者・ナース役を演じたときには見えなかったものが見えた．たとえば，目線，表情，言葉づかい，態度など．
- 患者をよく観て，どのような人か，どんな状態にあるのかをとらえることが大切．
- ナースは初対面の人や長い入院生活の人，入院の浅い人などいろいろな人とのコミュニケーションを必要とすることがわかった
- 患者の悩みや痛みを聴くことの大切さがわかった．
- ナースは患者に忙しさや厳しさ，感情の激しさを見せないほうがよい．
- 幅広い知識・技術がなければ，患者の問題を解決に導くことはできない．
- 今できることは少しでも多くの出会いを経験したり，さまざまなことを体験して，人間としてももっと大きく成長できるように努力していくことだと思った．

フィードバックと積み上げ

　ロールプレイの経験は，フィードバックをすることによって真に生きた力となる．

　看護のコミュニケーション能力は，反応力でなければならない．患者が不安を訴える，それへの対応が5分後，というようなことでは役に立たない．たとえそれが，それ以上の方法はない，という適切な方法であってもである．すぐその場で患者の不安を受けとめ，不安を少しでもやわらげる行動を生み出すことができなければならないのである．

　そうした反応力としてのコミュニケーション能力にするためには，ただ「わかった」で終わってしまってはだめなのである．ロールプレイを行って，自分の能力の不足しているところがわかり，どのようにすればよいのかその目標が見えたら，それを自分の身についた行動力とするための行動をしなくてはならない．

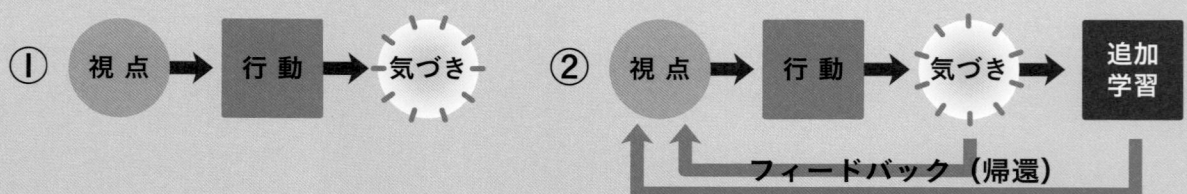

　ロールプレイによって感じ，つかんだことをもとに，自分の行動視点を修正追加し，再び行動の場に出て行動する．そのフィードバック（帰還）が大切．このフィードバックにより，行動がだんだんと適切なものになり，その行動が数多く積み重ねられることで，脳の情報伝達回路が太くなり，その場ですぐに働く反応力となっていく．視点と行動が一体となった反応力，つまりセンスとなるのである．

IV 自分を振り返ってコミュニケーション・センスを高める

　看護の場のコミュニケーションは，ひとつとして同じものはない．患者が百人いれば百通りのコミュニケーションがある．同じ患者であっても，毎日状況・状態が変わり，ケアが変われば，コミュニケーションもそれに対応して行わなければならない．
　その日々のコミュニケーションでの問題点を分析し，修正してくれる人はいない．修正していくのは自分自身である．

　自分のコミュニケーション行動を見つめ，その問題点を指摘し修正していく「もうひとりの自分」をつくる，それがこの学習の目標である．
　I章では日常生活の事例，II章，III章では看護の場の事例で，コミュニケーション行動の分析を積み重ねて，「もうひとりの自分」がもつべき分析・修正の視点をつくってきた．
　最終章であるこのIV章では，「もうひとりの自分」に自分自身のコミュニケーション行動の分析と修正をさせてみよう．

　その積み重ねによって，「もうひとりの自分」がさらに成長していく．

もうひとりの自分による，自分の行動の分析と修正

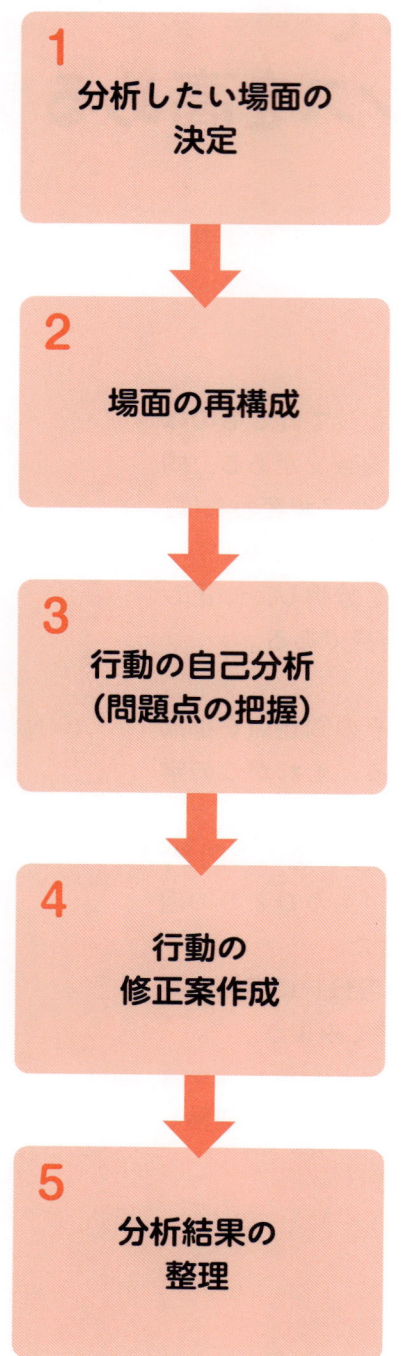

1 分析したい場面の決定

① **うまくいかなかった場面，疑問が残る場面を自覚している場合**
記憶の新しいうちに，できるだけ早く客観的に記録する．遅くなると記憶が薄れ，主観的な記録になりがちになり，きちんとした分析とならない恐れがある．

② **特定の場面での失敗感はないが，自分の行動のしかたに自信がない場合**
異なる行動の場面をいくつか選んで再構成してみる．
複数場面を分析してみることで，自分の行動傾向を見ることができる．

③ **分析する理由**
なぜ分析したいのか，どのようにかかわりたいと思ったのか，理由を明確にしておく．

2 場面の再構成

自分の行動，相手の行動を時系列にして，客観的に記録する．
・自分の行動（言葉や看護ケアの内容）は，それに対する相手の反応と組み合わせてひとつの区切りとして記録する．
・自分の行動はひと区切りごとに，できたこと，できなかったことをきちんと記録する．
・相手の行動は，言葉，動作，表情，雰囲気も書いておく．
・特に自分の行動に対する相手の反応については，しっかり記録する．

行動の自己分析の例A

1．分析したい場面
- 患　　者　　　　：43歳女性．内臓疾患で入院．翌日開腹手術．術後2日目．睡眠導入剤使用許可．
- 自己分析する場面：夜中にナースコールで呼ばれ，不眠の訴えに対応した場面．
  患者の訴えを聴くつもりで関わったが，うまく対応できなかった．
- 自己分析の理由　：自分が患者の訴えをきちんと受けとめていたか振り返りたい．
  また，どう対応すればよかったかを考えたい．

	2．場面の再構成		3．分析・考察	4．行動の修正
	自分の行動・状況	患者の行動・状況		
①		（ナースコールを押す）		
②	（訪室）どうなさいましたか	お隣の人のいびきがうるさくて眠れないの．なんとかしてもらえない？		
③	お隣というと，Aさんですか？	誰だかわからないけど，うるさくてしょうがないのよ．一度目が覚めたら，気になって眠れないのよ．	・いびきの発生源の確認が中心になっていた． ・不眠の訴えを受けとめていない． ・隣というのは大きく聞こえ，苦痛だったととらえるべき．	近くから聞こえるということですね．それはおつらかったですね．
④	（病室内を確認）今はどなたもいびきをかいていないようですが……．		・いびきをかいている人の有無のみを問題にしてしまっていた． ・いびきというのは思い違いではないかという疑いが先に立っている． ・不眠の訴えに全く対応していない． ・睡眠導入剤の使用許可が出ているが使うことを考えなかった．	もしよろしければ，お薬を出すこともできます．お持ちしましょうか．今はどなたもかいていないようですが，再開することもありますから．

3 分析・考察

相手に対する自分の行動の一つひとつについて，下記の8つの視点で客観的に分析する．

①相手に伝えたいことを，患者に理解しやすい話しかたで伝えているか
②相手の訴えを聞いて，その内容を受けとめ，理解しているか
③相手の気持ちを引き出す質問をしているか
④相手の行動の背景を読み取っているか
⑤相手を尊重した対応をしているか
⑥相手・その家族に対する配慮はされているか
⑦看護ケアの内容，プロセスに問題はなかったか
⑧行動を振り返った結果，何か気づいたことはあったか

4 行動の修正

自分の行動を，3の①〜⑧の視点で一つひとつ見直し，どう修正すればよいか具体的に考える．

5 自己分析の結果の整理

自己分析と，行動の修正案作成から見えたことを整理し，自分の行動の問題点を自覚し，行動の修正のための視点を出す．

行動の自己分析の例B

1. 分析したい場面

- 患　者　　　　　　：68歳女性．発熱と腹痛のため入院3日目．検査中，原因はまだわかっていない．
- 自己分析する場面：定時（14時）の患者の観察（体温・脈拍・血圧）
- 自己分析の理由　　：最も基本的なバイタル測定の行動で，患者の気分を損ねてしまった．受けとめるべきだったこと，読み取るべきだったことをつかみたい．またそれをどう行動表現したらよいかを考えたい．

	2．場面の再構成		3．分析・考察	4．行動の修正
	自分の行動・状況	患者の行動・状況		
①		（向こうむきに横臥）	・眠っているのか？ ・測定時間は決まっている．起きてもらわねばいけないという気持ちだった．	（小声で） Eさん起きていらっしゃいますか．お加減どうですか．お休みのところ申し訳ありません．体温血圧を測るお時間なんですけどよろしいですか．
②	（大きな明るい声で） Eさん，体温測定です．	（顔をしかめ，こちらを向く）	・患者は不機嫌ととらえてしまった． ・患者の状態をおもんぱかる配慮がなかった．（気分が悪い，検査疲れ，不安）	
③	体温を測ってください． （体温計を手渡す）	（黙って体温計を受け取り体温計を脇の下に入れる）	・用件しか言っていない． （患者を気づかう姿勢がない） ・時間通りに測定しなければという気持ちが強く，余裕がなかった．	ではまず，体温測定からお願いします． （体温計を手渡す）
④	脈拍を測定します．	（無言で手を出す）	・なぜ無言？　機嫌悪し． （機嫌が悪いとしか考えていなかった）	こちらの手で脈拍測らせてくださいね．
⑤	（脈拍を測定/78）	（体温計の電子音） （体温計を抜き無言で返す）	・患者が無言なので私も無言で済ませてしまった．（礼を言うべきだった）	（体温計を受け取って） ありがとうございます．
⑥	（体温を確認） 熱は37.0℃です． 脈は78です．	（無言）	・体温37.0℃．だいぶ下がってきた．よい傾向． （このことを言えばよかった．患者の態度ばかり気にし，伝えるべきことを言っていない）	37℃ちょうどです．だいぶ下がってきました．お薬が効いているようですね．脈78で，こちらも落ち着いています．
⑦	血圧を測ります． 腕を出してください．	（黙って腕を出す）	・そっけない口調．作業をこなすという感じでやっている．	次は血圧です．腕を出していただいていいですか．
⑧	（準備をして） はい，血圧測ります．		・同上	（準備をして） では測りますね．
⑨	（血圧を測る） 終わりました． 上が126，下が80です．		・正常値で安心した． （そのことを言えばよかった）	（血圧を測る） 上が126，下が80です．血圧もいい値ですね．
⑩	食事はおいしく食べられましたか？	食事は1/3ぐらい． 痛みは少し軽くなりました．	（食欲が出てないことを心配するべきだった）	食欲はまだ出ないのですね．何か食べにくいものがありませんでしたか？ （答えを確認）
⑪	痛みもないんですね．	そう，言ったでしょ． まだ何か用事があるの？ 少し休みたいんですけど． （いらだたしい感じ）	・患者が痛みは軽くなったと言っているのに，ルーチンとして聞いてしまった． ・ますます不機嫌． （少し休みたい＝疲労感．それを受けとめるべきだった）	痛みがやわらいだのはよかったですね．医師に伝えておきます．心配していましたから． 何かご心配なことがありましたら，いつでもおっしゃってください．
⑫	これで終わりです． 失礼します．		（挨拶，そっけなかった．）	はい，これで終わりです． お疲れのところすみませんでした．では，失礼します．

5．自己分析と行動の修正案作成から見えたこと

ⅰ．患者の状態・状況の把握不足

　患者は入院前からの発熱と腹痛による体力消耗の上に，入院後の検査で疲労が重なっていた．発熱と腹痛の原因がなかなか判明せず，不安も続いていたと思われる．最初の呼びかけへの反応も，終盤の「少し休みたい」も，そのためだと読み取るべきだった．

　静かな声でやさしく話しかけるべきだった．大きな声での呼びかけは，疲れて気分が悪い人にはうっとうしかったと思う．患者の状態や状況をしっかり把握して，ケアに臨むべきであった．

ⅱ．自分自身の感情のコントロールの不足

　最初の時点で患者の反応を「不機嫌」ととらえ，それに対する反発に近い感情が生まれた．それを切り替えることができず，その後の行動に影響が出てしまった．

ⅲ．寄り添う姿勢（とその表現）の不足

　患者にそっけない．患者の様子を単に不機嫌ととらえ，コミュニケーションを敬遠しており，患者への依頼・質問が義務的．患者にやってもらったときの感謝も伝えず，作業をただこなしているという感がある．患者の反応を受けとめる姿勢が感じられない（③④⑥⑦⑧⑪⑫）．

　また，患者の反応（表情，発言）の背景を読み取ろうとしていない（②③④⑤⑥⑦⑨⑩⑪）．

　全体として，患者に寄り添う姿勢が希薄である．

ⅳ．患者の心を開くためのコミュニケーションの不足

　患者にとってよい情報を見つけても，頭の中で考えているだけで患者に伝えていない（⑥⑨）．

　不機嫌な患者への反発という面もあったが，仕事に抜け落ちがないようにしなければと思い，余裕がなかったのが最も大きな原因である．患者の立場で考えれば，測定結果がよくなっていると聞けば，不安が多少でも軽減されただろうと思う．不安が気分を落ち込ませる原因になっているのだとすれば，よい情報を伝えることで気分もよい方向に転換できる可能性があった．

　その意味から考えると，患者の気持ちに寄り添いたいという姿勢を，言葉で伝えることこそ必要だと感じた．寄り添ってくれる人がいると思えることが，患者の心を開き力づける．今後は，そうしたコミュニケーションをとれるように努力していきたい．

ⅴ．まとめ

　自分の行動を客観的に分析してみると，患者の気分を損ねた理由が見えてきた．

　一番の問題は，患者の状態・状況の把握が不十分だったことと，自分の感情のコントロールができなかったこと．患者は具合が悪くて病院に来るのだから，気分が悪くて当たり前と受けとめなくてはならない．そのうえで，ナースはそれに対応して必要なケアができなければならない．

　ナースの姿勢の根底は患者に寄り添うということ．行動の修正案をつくってみてわかったことは，患者に対して寄り添う姿勢を伝えるチャンスはいくらもあったということ．

　もうひとつは，ケアの技術が未熟であるために気持ちの余裕がなく，患者の様子を読み取れず，コミュニケーション（受けとめと情報発信）不足になっていたこと．技術をみがき，余裕をもって行動できるようにし，患者の気持ちをきちんと受けとめて対応していきたい．

> **解説** 　行動記録の自己分析

　行動の自己分析は，「行動のまとめ」ではなく，「次の行動のためのスタート」である．
　自分と相手の行動を記録に起こして再現し，その行動が成立した背景や条件を客観的な姿勢で分析することにより，自分の行動の問題点を見出し，その修正のしかたを考えていくものである．

　誰かに見せるために書くものではなく，自分の行動を改善していくためのものであるから，行動の再現については，自分の行動，相手の行動，そしてその時に自分が観察できた内容，感じた内容をありのままに書くことが重要である．また，再現した行動の分析については，行動した時の自分ではなく，客観的に自分の行動を見直す"もうひとりの自分"の頭で分析することが重要である．

《自己分析を行う際のポイント》
①相手の状況・状態をしっかり把握していたか
②相手の行動から，その行動を起こしている内面の意味をとらえていたか
③相手に伝えるべき内容を正しく伝えていたか，相手はその内容を正しく受けとめていたか
④相手の反応の意味を正しく受けとめていたか，それに適切に対応していたか
⑤看護ケアの実施には不備はなかったか，相手の状態に対する配慮は十分だったか

　看護の場で対応する患者は，一人ひとり異なる．年齢も，性別も，病状も，病気の経過も，そして性格も，千差万別である．ケアに対する反応も一人ひとり異なることだろう．Aさんにとってよかったことを，Bさんに同じようにやってもよい結果が得られるとは限らない．
　それゆえに，自己分析は単なる結果の整理や反省ではなく，次の行動のための，自分の視点の整理，行動姿勢の自覚であると位置づけなければならない．行動経験を重ね，それを自分自身で分析していくことにより，自分の視点・行動姿勢，そして表現力をみがき，コミュニケーション・センスをみがいて，その場その場で対応していく力をつけるのである．
　さらに，再構成の場面を，仲間と一緒にロールプレイ方式で検討し合うということもよい方法である．
　多くの経験をもつ先輩や指導者に見てもらうこともよい．相手の反応の読み取りかたや対応のしかたへのアドバイスを得られ，より客観的な視点をみがくことができる．

> **参考** 　脱主観，脱感情の"リフレクション"

　「自分自身を客観的に見つめるもうひとりの自分をつくる」という考え方は，米国の教育哲学者ジョン・デューイとドナルド・ショーンの理論を基盤として形成された行動改善の理論と方法で，"リフレクション"と呼ばれる．自分の主観・感情からの「反省」では行動は改善されないという経験から出発したもので，自分の主観・感情を排除し，自分の行動をあくまで第三者として客観的・分析的に見るために生み出された．米国では早くから企業内教育の手法として注目されており，既に1950年代からコミュニケーション学習の教材の中に見ることができる．

　＊リフレクション（英：reflection）＝（鏡などの）反射・反映／内省／熟考／静かに深く考える
　＊反省（英：examine oneself / regret）＝自分のことをあれこれ考える／後悔する

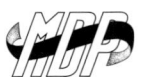

新版　看護のコミュニケーション・センス		
アクティブラーニングで仲間とみがく　ISBN978-4-263-71066-1		

2003年2月10日	第1版第1刷発行	
	（仲間とみがく　看護のコミュニケーション・センス）	
2023年1月10日	第1版第20刷発行	
2024年1月10日	第2版第1刷発行（改題）	

　　　　　　　　　　　　　　　　　著　者　大　森　武　子
　　　　　　　　　　　　　　　　　　　　　矢　口　みどり
　　　　　　　　　　　　　　　　発行者　白　石　泰　夫
　　　　　　　　　　　　　　　　発行所　医歯薬出版株式会社

〒113-8612　東京都文京区本駒込1-7-10
TEL. (03)5395-7618(編集)・7616(販売)
FAX. (03)5395-7609(編集)・8563(販売)
https://www.ishiyaku.co.jp/
郵便振替番号　00190-5-13816

乱丁，落丁の際はお取り替えいたします　　　　印刷・教文堂／製本・愛千製本所
© Ishiyaku Publishers, Inc., 2003, 2024. Printed in Japan

本書の複製権・翻訳権・翻案権・上映権・譲渡権・貸与権・公衆送信権（送信可能化権を含む）・口述権は，医歯薬出版(株)が保有します．

本書を無断で複製する行為（コピー，スキャン，デジタルデータ化など）は，「私的使用のための複製」などの著作権法上の限られた例外を除き禁じられています．また私的使用に該当する場合であっても，請負業者等の第三者に依頼し上記の行為を行うことは違法となります．

[JCOPY]＜出版者著作権管理機構　委託出版物＞
本書をコピーやスキャン等により複製される場合は，そのつど事前に出版者著作権管理機構（電話 03-5244-5088, FAX 03-5244-5089, e-mail：info@jcopy.or.jp）の許諾を得てください．